精品课程建设系列教材

供护理（中本贯通）专业中职阶段使用

中本贯通护理专业
核心课程标准

主　编　蔡妤珂

副主编　陈荣凤

编　者　（按姓氏汉语拼音排序）

曹文婷　储　奕　顾春娟　顾莉莉

郭颖达　刘　丽　陆　静　唐开源

托　娅　王小兰　张　岚　张晓莉

周冬梅　周东霞　周培华

科学出版社

北京

内 容 简 介

　　本书主要由两部分组成，第一部分是概述，包括专业名称、招生对象、学制、培养目标、培养要求；第二部分是 11 门主干核心课程的课程标准。每门课程标准围绕护理（中本贯通）专业人才培养目标制定课程目标，按照学习/工作任务设定课程内容及教学要求，设计教学活动，并对实施教学过程中的关键之处进行了具体说明。

　　本书可供护理（中本贯通）专业中职阶段使用。

图书在版编目（CIP）数据

中本贯通护理专业核心课程标准 / 蔡妤珂主编. —北京：科学出版社，2017.9

精品课程建设系列教材

ISBN 978-7-03-054599-2

Ⅰ. 中… Ⅱ. 蔡… Ⅲ. 护理学–课程标准–医学院校–教学参考资料 Ⅳ. R47-41

中国版本图书馆 CIP 数据核字（2017）第 236436 号

责任编辑：魏亚萌　丁海燕 / 责任校对：张凤琴
责任印制：张欣秀 / 封面设计：铭轩堂

科 学 出 版 社 出版
北京东黄城根北街 16 号
邮政编码：100717
http://www.sciencep.com
北京京华虎彩印刷有限公司 印刷
科学出版社发行　各地新华书店经销
*
2017 年 9 月第 一 版　开本：787×1092　1/16
2017 年 9 月第 一 次印刷　印张：5 1/4
字数：122 000
定价：**21.00 元**
（如有印装质量问题，我社负责调换）

前　言

为贯彻落实《国家中长期教育改革和发展规划纲要（2010-2020 年）》，根据《上海市教育委员会关于开展中等职业教育-应用本科教育贯通培养模式试点工作的通知》（沪教委职〔2014〕29 号）文件要求，为积极响应市教委探索推进中等和高等职业教育紧密衔接，构建中等职业教育与高等职业教育课程、培养模式和学制贯通的"立交桥"，加快培养适应社会经济和卫生医疗事业发展需要的优秀一线技术人才的精神，以上海健康医学院附属卫生学校和上海中医药大学为办学主体，依托上海现代护理职业教育集团，改革护理技能型人才培养模式。对于这样一个新的培养途径，建立配套的教与学的标准显得尤为重要。课程标准是专业建设的指南，也是专业活动的基础性文件，不仅可供教师使用，也可供学生使用，更可作为教学督导的指导性文件。

本书在行业调研的基础上，参照中华人民共和国卫生部颁发的《临床护理实践指南（2011 版）》和上海市护理质量监控中心印发的《护理技术操作考核要点》，以及国家护士执业资格考试中对护士职业能力的要求，分析并确定中本贯通护理人才的教学目标，再由行业专家、课程专家和教师共同设计并描述核心课程，确定专业设置条件，最终确立具体内容。

本书是在中本贯通护理教育试行过程中从无到有的探索与尝试，其中难免有不足之处，敬请专家和同道在使用中提出宝贵的意见、建议和批评。同时在使用中，我们还将根据政策的导向、教学的实际和行业岗位的任务变化与要求，不断进行修订和更新！

编　者
2017 年 7 月

目　　录

概　　述

一、专业名称

护理（中本贯通）

二、招生对象

初中毕业生

三、学制

七年；中职阶段修业年限为 3 年（允许延长至 4 年）

四、培养目标（中职阶段）

培养具有良好政治思想道德与素养，初步掌握临床护理岗位所需要的基本理论、基本知识和基本技能，具有扎实文化知识和逻辑思维，对护理专业具有高度认同、具有仁爱关怀（Care）、沟通技巧（Communication skill）、护理技能（Nursing skill）、团队合作（Cooperation）和临床批判性思维（Critical thinking）等护理专业的基本职业素养和健康照护能力，达到护理本科专业所需的贯通化入学标准，成为复合型高端技术应用型护理专门人才的储备性人才。

五、培养要求（中职阶段）

通过对护理岗位所需能力的分析，经过中职阶段培养，知识、能力、素养达到要求如下：

1. 知识要求

（1）掌握护理学的基本理论、基本知识；

（2）掌握正常、异常人体结构与功能和护理用药的知识；

（3）掌握母婴、儿童、成人、老年人的基本护理知识；

（4）掌握中等职业教育层次的基本科学文化；

（5）掌握护理专业必需的心理、伦理和法律法规等护理人文知识。

2. 能力要求

（1）具有理解常用医嘱和实施医嘱的护理能力；

（2）具有对临床各科常见疾病的病情观察能力和初步的护理能力；

（3）具有对急、危、重病人进行初步应急处理和抢救配合的能力；

（4）具有向个体、家庭、社区开展预防、保健、康复、健康指导的能力；

（5）具有一定的人际沟通能力、协作能力、自学能力、初步的病房管理能力；

（6）具有初步的管理病人和病室的能力；

（7）具有计算机的基本操作及应用技能，能应用信息化技术处理护理文件，并能取得计算机操作员（五级）证书。

3. 职业素养要求

（1）具有奉献、慎独、恪守、严谨的护士职业素养；

（2）具有团队合作精神，对患者具有爱心、耐心和高度的责任心；

（3）具有符合职业标准的护士礼仪、行为和语言；

（4）具有良好、健康的心理承受力和身体素质。

课程标准

《正常人体学》课程标准

课程名称：正常人体学
学分/学时：7 学分/126 学时
适用专业：中本贯通护理专业
开课单位：基础医学院/正常人体学部

1. 前言

1.1 课程简介

《正常人体学》是研究生命活动规律的科学，是医学及相关专业教育中重要的基础课程之一。

本课程是中等职业学校护理专业的一门限定选修课程。其任务是让学生能掌握正常人体主要器官的形态结构及功能；能了解护士的工作过程；能知道常用触脉部位、静脉注射部位；能初步学会血压测量及血糖的测定等。为后续专业课程学习奠定基础。本课程主要学习内容是正常人体细胞、组织器官的形态结构和基本功能；生命物质的代谢功能；人体胚胎发育概要。

1.2 设计思路

根据护理专业人才培养目标对本课程的要求，依据工作岗位任务及职业能力选择、组织教学内容，使教学内容尽可能满足实际工作的需要，在教学内容的组织与安排上，遵循高职学生的认知规律，兼顾学生职业能力培养和可持续发展的要求，为后续课程的学习及将来的职业发展奠定基础。

本课程以学生职业岗位需求为导向，根据护理专业涵盖的基本工作任务需要设置。以实际学习任务和工作任务为引领，以人体基础和技术体系构成为主线，以护士应具备的职业能力及护士执业资格考试考纲为依据，按学生职业岗位特点采用递进、并列和流程相结合的结构组合教学内容，通过观察标本、模型、组织切片、动物实验等教学活动组织教学，使学生能以人体基础知识和技能贯穿于护理工作中。本课程总课时数为 126 学时，在第一、二学期开设。

2. 课程目标

通过护理工作岗位的任务引领必需的知识点和实际操作技能，在教学活动中建立起工作任务与知识技能的联系，能把人体基础知识运用到护理工作中。

2.1　知识教学目标

熟悉和掌握正常人体主要器官的生理功能、生化代谢及各器官系统功能的调节；理解人体结构、代谢和功能活动的关系。能了解正常人体的新陈代谢、运动系统、内脏器官、脉管系统、神经系统、内分泌器官的结构和功能；能了解生命物质的代谢功能；能了解人体胚胎的早期发生。

2.2　能力培养目标

掌握、熟悉或了解正常人体机能学的基本实验方法。能应用正常人体主要器官的位置、形态、结构、生理功能、生物体的化学组成及其人体胚胎发育概要的基本知识，为学习护理专业的后期课程打下扎实的基础。

2.3　职业素养教育目标

培养学生观察问题、分析问题和解决问题的能力，逐步养成科学的思维方法和严谨的工作态度；能了解正常人体的新陈代谢、运动系统、内脏器官、脉管系统、神经系统、内分泌器官的结构和功能；培养学生刻苦勤奋、严谨求实的学习态度，学会关心、爱护、尊重病人；增强为人民健康服务的事业心和责任感；熟练运用正常人体学基础的基本理论和基本技能；培养学生良好的职业素质和细心严谨的工作作风。

3. 学时分配

内容	学时		
	理论	实践	合计
第一学期			
总论	8	4	12
运动系统	4	6	10
血液	4	2	6
呼吸系统	6	4	10
消化系统	8	2	10
脉管系统	12	6	18
感觉器官	2	2	4
机动	2		2
小计	46	26	72
第二学期			
泌尿系统	6	4	10
生殖系统	4	2	6

续表

内容	学时		
	理论	实践	合计
神经系统	10	4	14
内分泌系统	4	0	4
生化	12	6	18
机动	2		2
小计	38	16	54
合计	84	42	126

4. 课程内容和要求

序号	学习/工作任务	课程内容及教学要求	教学活动设计	课时
1	总论 （绪论）	1. 能描述正常人体学的定义和范围 2. 能解释人体组成、分部和内脏的概念 3. 能解释正常人体学常用的术语 4. 能描述生命活动的基本特征 5. 能解释机体活动的调节	**教学活动一　课堂讲解** 通过多媒体、演示等教学手段进行课堂讲解 **教学活动二　课堂讨论** 通过活体指出人体的分部；通过活体演示解剖姿势和常用解剖切面，加深对解剖常用术语的理解	4
	总论 （细胞的结构与功能）	1. 能描述细胞结构和功能 2. 能解释细胞膜的物质转运功能 3. 能解释细胞的生物电现象	**教学活动　课堂讲解** 多媒体课件、细胞模型等手段 功能实训室的相关设施	2
	总论 （基本组织）	1. 能描述四大基本组织的组成、结构和功能 2. 能学会在显微镜下识别细胞、组织的结构特点	**教学活动　切片观察** 通过多媒体、显微镜等，识别细胞及组织的结构特点，能独立完成实验报告	4
	总论 （人体胚胎学概要）	1. 能描述受精、卵裂、胚泡、植入和蜕膜的概念；三胚层的形成 2. 能简述胎盘、脐带的位置、结构、功能	**教学活动一　课堂讲解** 通过多媒体课件、动画演示等教学手段讲解人体胚胎早期发生的概况 **教学活动二　模型观察** 通过多媒体、录像、标本、模型等了解不同发育阶段的胚胎结构特点	2
2	运动系统	1. 能描述全身主要骨的名称及主要骨性标志 2. 能描述脊柱、胸廓的组成及功能，主要关节组成及功能 3. 能描述人体各部主要骨骼肌的名称、作用 4. 能学会在活体、标本、模型上识别各骨的名称、位置及主要骨性标志，主要关节的名称和组成，肌肉的位置及主要肌性标志	**教学活动一　角色扮演** 通过骨折病人的扮演导入课题，突出任务引领 **教学活动二　课堂讲解** 通过多媒体、标本模型示教等教学手段讲解全身主要骨的名称、主要关节组成和功能，以及人体各部主要骨骼肌的名称、作用	10

续表

序号	学习/工作任务	课程内容及教学要求	教学活动设计	课时
2	运动系统		**教学活动三 实物识别** 通过在活体、标本、模型上识别骨的名称、位置及主要骨性标志、关节的名称和组成。肌肉的位置及主要肌性标志，对运动系统有整体的认识，并将上述知识应用于临床护理实践中，能独立完成实验报告	10
3	血液	1. 能描述血液的基本组成和理化特性 2. 能解释血浆渗透压概念和作用 3. 能描述血细胞的分类、结构、正常值和功能 4. 能描述血液凝固和纤维蛋白溶解 5. 能解释血型与输血原则	**教学活动一 案例讨论** 通过血液病案例的描述和讨论讲解血液的组成、血液凝固和纤维蛋白溶解及血型与输血原则 **教学活动二 实训操作** 通过对自身的血型鉴定，了解血型的分类及溶血的原因，理解输血原则。能独立完成实验报告	6
4	呼吸系统	1. 能描述胸腹部的标志线和腹部分区 2. 能解释鼻、喉、气管、主支气管、肺、胸膜、纵隔的形态、位置和结构特点 3. 能描述肺通气、肺通气量、肺泡通气量的概念 4. 能描述气体交换和运输的概念 5. 能阐明呼吸运动的调节 6. 能学会在模型、标本上认识呼吸道、肺、胸膜与纵隔形态、位置、结构特点	**教学活动一 角色扮演** 通过对呼吸系统常见症状的展示导入课题，提高学习兴趣 **教学活动二 课堂讲解** 通过多媒体、标本模型示教等教学手段讲解呼吸道及肺的形态结构和功能 **教学活动三 案例讨论** 通过视频展示呼吸系统常见病，从分析常见症状入手来突出呼吸系统的形态结构和功能 **教学活动四 实物识别** 通过多媒体、模型、标本等识别呼吸道、肺、胸膜腔与纵隔；能对上述器官的位置、形态、结构特点有一定的认识，并将所学知识贯穿于护理工作中，能独立完成实验报告	10
5	消化系统	1. 能解释口腔、咽、食管、胃、小肠、大肠、大唾液腺、肝、胰、腹膜的位置、形态和结构特点 2. 能描述胃、小肠的运动 3. 能阐明胃液、小肠液、胆汁和胰液的主要成分及生理作用 4. 能描述食物的消化、吸收 5. 能描述消化系统的神经支配	**教学活动一 课堂讲解** 通过多媒体、标本模型示教等教学手段讲解消化管及消化腺的形态结构和功能 **教学活动二 做学一体** 通过多媒体、标本、模型等识别口腔、咽、食管、胃、小肠、大肠、大唾液腺、肝、胰、腹膜；能对消化管的位置、形态、结构特点有一定的认识，并将所学的知识贯穿于护理工作中，能独立完成实验报告	10

序号	学习/工作任务	课程内容及教学要求	教学活动设计	课时
5	消化系统	6. 能学会在标本、模型上识别口腔、咽、食管、胃、小肠、大肠、大唾液腺、肝、胰、腹膜的位置、形态和结构特点	**教学活动三 课堂讨论** 通过讨论等形式，总结消化系统的几种重要的插管所通过的结构或狭窄部位，进一步加深对消化系统解剖的理解，并为临床护理操作奠定基础	10
6	泌尿系统	1. 能解释肾、输尿管、膀胱、尿道的位置、形态结构 2. 能阐明肾的组织结构 3. 能描述尿的生成及影响因素 4. 能学会在模型、标本上认识肾、输尿管、膀胱、尿道的位置、形态、结构特点	**教学活动一 课堂讲解** 通过多媒体、标本模型示教等教学手段讲解肾、输尿管道的形态结构和功能 **教学活动二 实物识别** 通过多媒体、标本、模型等识别肾、输尿管、膀胱、尿道的位置、形态、结构特点，使学生加深对上述知识的理解，并应用于临床护理实践中；能独立完成实验报告	10
7	生殖系统	1. 能描述睾丸、输精管道和附属腺的位置、形态结构；雄激素的功能 2. 能描述卵巢、输卵管、子宫、阴道、女性会阴、乳房的位置、形态结构和功能 3. 能解释雌激素、孕激素的作用、子宫内膜周期性变化 4. 能学会在模型、标本上认识男性、女性生殖器官的形态、位置、结构	**教学活动一 课堂讲解** 通过多媒体、标本模型示教等教学手段讲解男、女性生殖系统的形态结构和功能 **教学活动二 做学一体** 通过多媒体、标本、模型等识别男、女性生殖器官的位置、形态、结构，并应用于临床护理实践中；能独立完成实验报告 **教学活动三 课堂讨论** 通过结合男女生殖器官的解剖生理知识，讨论如何做好生殖健康，对生殖系统有进一步的认识	6
8	脉管系统	1. 能解释心的位置、外形、心腔的结构；心传导系统组成；心的血管；心包的概念 2. 能解释心的血流方向、瓣膜的作用、心动周期和心率的概念 3. 能解释心输出量概念及影响因素 4. 能描述心肌细胞的生理特性和心音的概念 5. 能描述肺循环和体循环的主要血管名称 6. 能指出上下肢浅静脉的位置和注入部位，能寻找到全身可用于静脉穿刺的静脉 7. 能解释动脉血压的概念及影响因素 8. 能描述动脉脉搏、中心静脉压的概念；微循环的功能；组织液的生成和回流	**教学活动一 课堂讲解** 通过多媒体、模型示教等教学手段讲解心、血管、淋巴结、脾的形态结构和功能 **教学活动二 实物识别** 通过多媒体、模型、标本等识别心的位置形态、结构特点；主要血管的名称和浅静脉的走向；主要淋巴器官的位置、名称，能理解上述知识 **教学活动三 临床应用** 通过多媒体演示、试验观察等形式，能寻找到可用于触脉、测动脉血压和静脉穿刺的血管名称和部位，并应用于临床护理实践中	18

序号	学习/工作任务	课程内容及教学要求	教学活动设计	课时
8	脉管系统	9. 能阐明淋巴系统组成、淋巴导管的名称、功能；全身主要淋巴结位置、功能 10. 能描述心血管活动调节 11. 能在模型、标本上认识心、血管、主要淋巴器官位置形态、结构特点 12. 能应用解剖知识选出能进行触脉和动脉血压测定的常用血管	**教学活动四　课堂讨论** 通过讨论等形式理解经浅静脉注射的药物到达重要脏器的途径	18
9	感觉器	1. 能描述眼球、眼副器及耳的结构与功能 2. 能解释皮肤的结构与功能	**教学活动一　课堂讲解** 通过多媒体、标本模型示教等教学手段讲解感觉器的形态结构 **教学活动二　课堂讨论** 通过多媒体、标本、模型等了解眼、耳的位置、形态结构及皮肤分层，加深对上述知识的理解，并应用于临床护理实践中	4
10	神经系统	1. 能描述脑、脊髓的位置、形态结构和主要功能 2. 能阐明脑脊膜的层次，硬膜外腔与蛛网膜下腔的位置及内容物；营养脑的血管的名称 3. 能描述脊神经、脑神经数目、性质及主要神经的分布与功能；自主神经分布与功能 4. 能描述自主神经的递质与受体 5. 能描述神经系统的感觉功能；内脏疼痛的特点 6. 能描述神经系统对躯体运动和内脏活动的调节 7. 能阐明脑的高级功能 8. 能学会在模型、标本上识别中枢神经系统的位置、形态、结构；周围神经系统的分布	**教学活动一　课堂讲解** 通过多媒体、模型示教等教学手段进行讲解 **教学活动二　案例讨论** 视频展示脑血管意外的病例，让学生先了解其临床症状，根据症状讨论正常的形态结构，突出重点。在观看视频过程中，让学生感受到病人的痛苦，从而穿插素质教育 **教学活动三　实物识别** 通过多媒体、标本、模型等识别中枢神经系统的位置、形态、结构；周围神经系统的分布，加深对上述知识的理解，并应用于临床护理实践中；能独立完成实验报告	14
11	内分泌系统	能阐明下丘脑、垂体、甲状腺、甲状旁腺、肾上腺及胰岛的位置与功能	**教学活动一　课堂讲解** 通过多媒体、标本模型示教等教学手段讲解内分泌器官的形态结构和功能 **教学活动二　课堂讨论** 根据所学的内分泌激素功能的相关知识，解释一些与内分泌相关的临床表现	4

续表

序号	学习/工作任务	课程内容及教学要求	教学活动设计	课时
12	蛋白质结构与功能	**知识要求：** 1. 了解蛋白质的分类 2. 熟悉蛋白质的理化性质 3. 掌握蛋白质的分子组成、结构 **技能要求：** 1. 能认出氨基酸的结构通式，元素特征 2. 能识别蛋白质的结构层次 3. 能悟出蛋白质变性在护理工作中的应用价值 **素质要求：** 培养学生探究生命奥妙的兴趣	问题引领，理论结合实际案例	2
13	核酸结构与功能	**知识要求：** 1. 了解核酸的理化性质 2. 熟悉核酸的分子组成 3. 掌握核酸的分子结构 **技能要求：** 1. 认出核酸的分子组成、核苷、核苷酸、核酸 2. 描述 DNA、RNA 的结构 **素质要求：** 培养学生探究生命奥妙的兴趣	问题引领，理论结合实际案例	2
14	维生素	**知识要求：** 1. 了解维生素的概念 2. 熟悉脂溶性维生素 3. 掌握 B 族维生素生物学活性 **技能要求：** 能说出常见维生素的缺乏症、合理应用蛋白质的重要性 **素质要求：** 培养学生探究生命奥妙的兴趣	问题引领，理论结合实际案例	2
15	酶	**知识要求：** 1. 了解酶的概念 2. 熟悉酶与医学的关系 3. 掌握酶的分子结构与功能、影响酶促反应速度的因素 **技能要求：** 能说酶作用的特点；影响酶促反应的因素在医学中的应用 **素质要求：** 培养学生探究生命奥妙的兴趣	问题引领，理论结合实际案例	2

序号	学习/工作任务	课程内容及教学要求	教学活动设计	课时
16	糖代谢	**知识要求:** 1. 了解糖在体内代谢的一般情况及糖代谢的异常 2. 熟悉糖原合成与分解及意义 3. 掌握糖的分解、糖异生的概念、血糖的来源和去路 **技能要求:** 1. 描述人体内糖的分解途径、血糖的来源和去路 2. 描述糖原合成与分解、糖异生值在生物体内的生理意义 3. 合理应用糖的重要性 **素质要求:** 培养学习认真、仔细、严谨的学习作风	问题引领,理论结合实际案例	2
17	脂类代谢	**知识要求:** 1. 了解脂代谢的概述 2. 熟悉胆固醇的代谢、血浆脂蛋白 3. 掌握甘油三脂的代谢、酮体的代谢 **技能要求:** 1. 解说人体内脂类代谢的过程 2. 指出血浆脂蛋白在脂类代谢中的作用 **素质要求:** 培养学习认真、仔细、严谨的学习作风	问题引领,理论结合实际案例	2
18	氨基酸代谢	**知识要求:** 1. 了解蛋白质的营养作用 2. 熟悉氮平衡概念、一碳单位的代谢 3. 掌握氨基酸的一般代谢 **技能要求:** 1. 解说人体内蛋白质代谢的过程 2. 指出合理应用蛋白质的重要性 **素质要求:** 培养学习认真、仔细、严谨的学习作风	问题引领,理论结合实际案例	2
19	血糖测定	**知识要求:** 1. 了解血糖测定方法 2. 熟悉血糖测定原理 3. 掌握血糖测定的操作过程、血糖的正常值、血糖测定的临床意义	示教结合分组指导	2

序号	学习/工作任务	课程内容及教学要求	教学活动设计	课时
19	血糖测定	**技能要求：** 1. 独立完成血糖测定的操作过程 2. 独立完成血糖测定的实验报告 **素质要求：** 培养学习认真、仔细、严谨的学习作风和动手能力		2
20	血液胆固醇测定的临床意义	**知识要求：** 1. 了解血液胆固醇测定方法 2. 熟悉血液胆固醇测定原理 3. 掌握血液胆固醇糖测定的操作过程、血液胆固醇的正常值、血液胆固醇测定的临床意义 **技能要求：** 1. 独立完成血液胆固醇测定的操作过程 2. 独立完成血液胆固醇测定的实验报告 **素质要求：** 培养学生学习认真、仔细、严谨的学习作风和动手能力	示教结合分组指导	2

5. 教学实施

5.1 教学基本要求

（1）师资要求 具备人体机能学教师所需的理论知识和实验技能，了解学生的认知水平，热爱学生、热爱教学工作。

（2）实训基地 解剖、生理、生物化学实验室。

（3）仪器设备 解剖、生理、生物化学实验设备等。

（4）课程资源 拥有《正常人体学》教学全套教学资源，包括课程标准、教学进度、教案、备课笔记、教学课件、教学视频等。

5.2 教材选用

本课程选用教材为：杨智昉. 正常人体学. 上海：上海科技出版社，2016.

该教材是我院护理专业示范校建设的配套教材。整个编写过程本着"贴近学生、贴近岗位"的基本原则，以学生认知规律为导向，以培养目标为统领，紧扣教学大纲，结合护士执业资格考试的"考点"，准确把握编写内容，力求体现"以就业为导向，以能力为本位，以发展技能为核心"的职业教育培养理念。教材以项目教学的体例格式进行编写，具有创新性。理论知识的描述体现以学生为中心，突出"实用为本，够用为度"

的特点。内容编排上将"情景描述"、"问题导向"、"学习支持"、"临床护理应用"、"护考链接"相互穿插，将人体"分解"得"细致入微"，使学生在各种教学活动中领会护理的理念，掌握基本沟通技巧，具备基本职业能力。

5.3　教学方法与手段

（1）教学模式　包括理论课和实验课两部分。任务引领，做学一体，学中做、做中学，手脑并用，强化学生的动手能力。通过视频可使学生体会到病人的痛苦和需要，从而增强职业责任感。

（2）项目驱动　班级集中讲授、以问题为基础的学习及实验操作等，每个项目的学习都以临床案例及护士技能操作为载体，以正常人体基础和技术体系构成为主线整合理论与实践的教学内容，实现理论与实践的一体化。教学过程中，通过课堂的教学和技能操作训练，充分开发学习资源，给学生提供丰富的实践机会，强化实训，培养学生的动手能力。

（3）病例分析和讨论教学法　针对典型的临床病例，学生可运用所学的正常人体的知识试述临床表现并解释原因。既培养学生独立思考和解决问题的能力，也巩固所学的知识，从而确立学生在教学中的主体地位。

（4）角色扮演教学法　通过角色扮演加深学生对知识的理解和记忆，增强课堂参与意识，激发学生学习兴趣，活跃课堂气氛，提高听课效果。通过活动能使学生掌握正常人体的形态结构和功能，并能将所学的知识应用于临床护理工作中。

（5）设疑解难教学法　教师根据不同教学内容主动设疑，激起学生的求知欲望，调动学生积极思维，从而使学生深知学好本课程的重要性和必要性，促进他们掌握职业能力。

（6）多媒体课件、视频等多种现代化教学手段　利用声音、图像、视频、动画等多种媒体，丰富课堂教学，促进学生对知识的理解和记忆，培养学生的各种能力，提高教学效果。

5.4　教学评价

本课程采用过程评价和考核评价相结合，师生共同参与的多元化课程评价模式。具体安排详见下表。

评价方式	评价内容	比例	评价主体
过程评价	学习态度	10%	教师评价
	实验过程及完成报告情况	10%	学生自评 生生互评
	参与教学活动、团队合作	10%	
考核评价	实验考核	20%	教师评价
	平时测验	10%	
	理论考试	40%	

5.5 课程资源的开发和应用

（1）**利用校内资源，提升学生综合素质** 利用实训室内的标本、模型、挂图、院校图书馆丰富的专业知识书籍等教学资源，使教学内容从单一化向多元化转化，让学生知识和能力的拓展成为可能。

（2）**有效利用信息化教育资源，提高教学质量** 通过多媒体课件、精品课程、数字人软件、院校资源库素材等教学资源，搭建多维、动态、活跃、模拟场景的课程训练平台，充分调动学生的学习主动性和积极性。

（3）**充分利用各类实训室，提升学生综合能力** 充分利用解剖互动实训室、显微数字实训室、机能实训室开设实训课，满足学生综合职业能力培养的要求。

（4）**用现代化教学形式，扩展教学内容** 根据教学内容的特点，采用课堂集中讲授、以问题为基础的学习、实验教学等模式，应用多媒体教学手段，在学生掌握基本内容的前提下，尽可能扩大教学容量，开拓学生的视野。

5.6 其他说明

本课程标准适用于护理（中本贯通）专业中职阶段。

《护理礼仪》课程标准

课程名称：护理礼仪
学分/学时：1 学分/18 学时
适用专业：中本贯通护理专业
开课单位：护理学院/人文护理教研部

1. 前言

1.1 课程简介

本课程是中本贯通护理专业的一门职业拓展课，其任务是通过课程内容的学习和训练，使学生具备良好的职业道德修养，体现出较高的职业礼仪修养，为提供优质护理服务奠定良好的人文素养基础。主要内容包括在各种护理人际关系沟通过程中所应用的个人礼仪和社交礼仪知识。

1.2 设计思路

本课程以学生职业岗位需求为导向，根据护理专业涵盖的基本工作任务需要设置。以实际学习任务和工作任务为引领，以培养学生具有良好的职业道德素养和礼仪修养为主线，以护理专业学生应具备的职业能力和职业资格考试考纲为依据，按学生职业岗位特点采用递进、并列和流程相结合的结构组合教学内容，通过情境模拟、案例讨论、职业礼仪训练与考核等方式，将教—学—做一体化，提高学生的职业人文素养水平。本课程总课时数为 18 学时，在第 2 学期开设。

2. 课程目标

2.1 知识教学目标

（1）识记护士个人礼仪的基本规范；
（2）识记常用职业社交礼仪的基本规范。

2.2 能力培养目标

（1）通过训练，具备良好的站、立、行姿势；
（2）在各种护理人际交往过程中，能够恰当的运用社交礼仪。

2.3 职业素养教育目标

（1）培养学生具备严谨、以人为本的职业态度；
（2）在学习及专业见习、实习过程中能够展现良好的职业行为规范。

3. 学时分配

内容	学时		
	理论	实践	合计
礼仪概述	2		2
个人礼仪	4	6	10
常用社交礼仪	2	2	4
机动	2		2
合计	10	8	18

4. 课程内容和要求

序号	学习/工作任务	课程内容及教学要求	教学活动设计	课时
1	礼仪概述	1. 能够阐明礼仪、护理礼仪的概念 2. 能理解礼仪的发展和演变过程 3. 能运用礼仪的基本原则	**教学活动一 课堂讲解** 通过板书、多媒体演示等教学手段，对礼仪及护理礼仪的概念、原则、以及礼仪的道德基础等内容进行讲解，使学生初步了解护理礼仪知识 **教学活动二 录像观看** 通过观看人类演变过程、专业技能操作等短片，加强学生对礼仪发展史及专业礼仪基本原则等内容的理解 **教学活动三 课堂讨论** 以《护士应该具备怎样的礼仪素养》为题目，进行课堂讨论，完成一份报告，了解学生对职业礼仪的认识水平	2
2	个人礼仪	1. 能复述护士仪表礼仪、配饰、服饰、姿势及表情礼仪的基本规范 2. 学生在训练过程中，仪容仪表符合职业形象标准 3. 通过训练，具备良好的站、立、行姿势 4. 能恰当运用表情（笑容）礼仪	**教学活动一 课堂讲解** 通过多媒体、实物演示等教学方法，介绍护士个人礼仪的基本规范 **教学活动二 录像观看** 观看标准姿势礼仪示范录像 **教学活动三 示教室示范** 演示站、立、蹲、行、夹病历夹行走等姿势 **教学活动四 实训室练习** 完成各种姿势及表情的练习	10
3	常用社交礼仪	1. 能复述行路、走楼梯、乘电梯、乘车、餐饮、会议等常用社交礼仪的基本规范	**教学活动一 课堂讲解** 通过多媒体、放映相关电影小片段、现场演示等教学手段，对常用社交礼仪的基本规范进行讲解	4

续表

序号	学习/工作任务	课程内容及教学要求	教学活动设计	课时
3	常用社交礼仪	2.在相应的社交场合，表现得体，符合礼仪规范	**教学活动二　示教室示范** 演示各种常用社交礼仪基本规范 教学活动三　实训室练习 完成常用社交礼仪的训练	4

5. 教学实施

5.1　教材选用

本课程选用教材为：李辉，秦东华. 护理礼仪. 北京：高等教育出版社，2012.

除授课选用教材外，本课程还参考以下教材：

·王蕾. 礼仪与沟通. 上海市卫生学校校本教材，2014.

·全国护士执业资格考试用书编写专家委员会. 2013 护士执业资格考试指导. 北京：人民卫生出版社，2012.

·张颖，诸葛慧香，胡敏. 护理美学与礼仪. 北京：高等教育出版社，2013.

·金正昆. 公关礼仪. 北京：北京大学出版社，2005.

·肖京华. 医护礼仪与形体训练. 北京：科学出版社，2003.

5.2　教学方法与手段

在教学中，突出"做中学，学中做"的理念。采用"教-做-学一体"的教学方法，将对学生职业素质、礼仪修养、沟通能力等人文素养的培养贯穿整个教学过程。以现有教学资源为基础，充分利用 flash 动画、多媒体课件、视频录像等教学手段，促进教学效果。

5.3　教学评价

本课程采用过程性评价和总结性评价相结合，师生共同参与的多元化课程评价模式。过程性评价占总评成绩的 60%，其评价内容主要包括学习态度、课后练习完成及参与教学活动、团队合作等情况；总结性评价占总评成绩的 40%，其评价内容主要为实验考核、平时测验和理论考试等。

评价方式	评价内容	比例	评价主体
过程性评价	学习态度	30%	教师评价
	课堂及课后练习	10%	学生自评
	参与教学活动、团队合作	20%	学生互评
总结性评价	实验考核	10%	教师评价
	平时测验	10%	
	理论考核	20%	

5.4 课程资源的开发和应用

（1）充分利用学校模拟病房进行仿真场景教学；

（2）教学 PPT、视频资料的完善与进一步开发；

（3）充分利用学校资源库平台的教学资源，包括课程标准、授课计划、教学进度、教案、多媒体资料、试题库、教学视频等，让学生在课余时间能够上网自学、预习和复习。

5.5 其他说明

本课程标准适用于护理（中本贯通）专业中职阶段。

《健康评估》课程标准

课程名称： 健康评估
学分/学时： 3 学分/ 48 学时
适用专业： 中本贯通护理专业
开课单位： 护理学院/护理基础学科教研部

1. 前言

1.1 课程简介

本课程是中职护理专业的一门必修课程。其任务是让学生研究诊断个体、家庭或社区对现存的或潜在的健康问题或生命过程的反应的基本理论、基本技能和临床思维方法的学科，为学生继续学习专业化课程奠定基础。主要内容包括健康史评估、常见症状评估、身体评估、常用实验室检查评估、心电图检查等。

1.2 设计思路

根据护理专业人才培养目标对本课程的要求，在广泛调研的基础上，经过护理专家及专、兼职教师的共同研讨，依据护理工作岗位任务和职业能力选择、组织教学内容。遵循中本贯通护理专业中职阶段学生的认知规律，兼顾学生职业能力培养和可持续发展的要求，以临床护理工作程序为依据，安排组织教学，整合、优化教学内容，设计学习型工作任务，为培养学生的岗位工作能力和可持续发展能力奠定基础。本课程总课时数为 48 学时。在第四学期开设。

2. 课程目标

2.1 知识教学目标

（1）知道身体评估的概念和内容；知道常用的实验室检查项目内容；

（2）说出健康史的评估内容；说出身体评估常见的阳性症状、体征及临床意义；说出常用的实验室检查的正常值及临床意义；能诊断心肌缺血、心肌梗死典型的心电图表现；理解护理病历书写的基本要求；

（3）学会健康评估方法：收集健康资料、制定护理诊断；常用实验室检查的基本方法及临床意义；护理病历书写的内容和方法。

2.2 能力培养目标

（1）能够熟练完成护理体检的各项操作；

（2）能够为患者描记一份心电图；

（3）能够书写完整的护理评估记录。

2.3 职业素养教育目标

（1）通过学习，加深对护理专业的理解，加强理论与实践相结合的认识，为以后的临床工作打下扎实的理论基础；

（2）通过实践操作，培养严谨求实，一丝不苟的思想观念，养成正确的护理行为意识。

培养高度的责任心、同情心、爱心和团队合作精神。

3. 学时分配

内容	学时		
	理论	实践	合计
健康史评估	2	2	4
常见症状评估	8	2	10
身体评估	8	6	14
评估实验室检查	4	2	6
心电图检查	6	6	12
护理病例书写	2	0	2
合计	30	18	48

4. 课程内容和要求

序号	学习/工作任务	课程内容及教学要求	教学活动设计	课时
1	健康史评估	1. 能说出健康史评估内容 2. 能学会健康史采集的方法	**教学活动一 课堂讲解** 通过多媒体课件，解释健康史评估内容，归纳健康史采集的注意事项，总结健康史评估的主要内容 **教学活动二 角色扮演** 分小组进行健康史采集的角色扮演	4
2	常见症状评估	1. 能说出常见症状的表现及临床意义 2. 能评估常见症状，并提出相应的护理诊断	**教学活动一 课堂讲解** 通过多媒体课件解释常见症状的病因、发病机理、临床表现、评估要点以及护理诊断，并简单介绍常用的护理诊断名称 **教学活动二 课堂讨论** 通过病例将所学症状呈现，让学生分组讨论，说出评估要点，提出护理诊断 **教学活动三 医院见习（课外）** 通过见习，观察不同系统病人的常见症状	10

续表

序号	学习/工作任务	课程内容及教学要求	教学活动设计	课时
3	身体评估	1. 能评估患者的生命体征、发育与体型、营养状态、意识状态、面容与表情等 2. 能正确检查患者的皮肤黏膜、口腔黏膜、瞳孔及淋巴结等 3. 能说出常见呼吸音的听诊部位、特点；说出啰音产生的机制及临床意义 4. 能熟练操作心脏听诊，说出各瓣膜听诊区的位置，辨别正常第一心音、第二心音的听诊特点 5. 学会腹壁紧张度、压痛、反跳痛的检查方法 6. 学会巴彬斯基征、膝腱反射的操作方法；说出脑膜刺激征的主要内容	**教学活动一　课堂讲解** 通过多媒体课件讲解患者的生命体征、发育与体型、营养状态、意识状态、面容与表情等，并详细讲述颈、胸、腹部评估、神经反射评估的项目和内容、阳性体征和临床意义 **教学活动二　录像观看** 通过观看录像，使学生对护理体格检查方法有一定感性认识 **教学活动三　示教室示范** 演示头、面、颈、胸、腹部、神经反射评估的检查方法，并讲解操作中的注意事项 **教学活动四　实训室练习** 完成护理体格检查的操作 **教学活动五　操作演示** 正确实施护理体格检查	14
4	实验室检查评估	1. 学会常用实验室检查的标本采集方法 2. 说出三大常规检查的正常值及临床意义 3. 熟练识别肝、肾功能检查内容、正常参考值 4. 能说出临床常用生化检查的参考值	**教学活动一　课堂讲解** 通过多媒体课件，讲述三大常规检查的正常值及临床意义，并简单描述肝、肾功能检查、生化检查的内容、正常参考值 **教学活动二　小组讨论** 通过临床个案资料分小组讨论，学会常用实验室检测的正常值及临床意义	6
5	心电图检查	理解心电图产生的原理；说出心电图各波段的组成、命名与临床意义；说出房室肥大、心肌缺血、心肌梗死等常见异常心电图典型表现与临床意义；学会正确描记一份心电图	**教学活动一　课堂讲解** 通过多媒体课件讲解心电图产生的原理、心电图各波段的组成、命名与临床意义；讲解房室肥大、心肌缺血、心肌梗死等常见异常心电图典型表现	12
			教学活动二　录像观看 通过观看录像，使学生对心电图检查方法有一定感性认识 **教学活动三　实训室示教、练习** 在实训中心示教心电图检查方法，并讲解操作中的注意事项 学生分组练习，完成心电图检查的操作。	12

序号	学习/工作任务	课程内容及教学要求	教学活动设计	课时
6	护理病例书写	能应用护理程序方法书写完整的护理病历	**教学活动一　课堂讲解** 通过多媒体课件,讲述熟练完成书写完整的护理病历的基本方法 **教学活动二　小组讨论** 通过临床个案资料阅读,书写完整的护理病历,并理解护理评估的全过程	2

5. 教学实施

5.1　教材选用

本课程选用教材为:吕探云.健康评估.北京:人民卫生出版社,2012。该教材突出实用性、前瞻性,并能将本专业的发展趋势及新知识、新方法及时体现在该教材内容中。同时教材以学生为本,文字、内容突出重点且表述清晰。教学活动设计具有可操作性,重在提高学生的学习主动性和积极性。

5.2　教学方法与手段

(1)**讲授法**　讲授法是最基本的教学方法,对重要理论知识的教学采用讲授的教学方法,直接、快速、精炼的让学生掌握,既符合中职学生的认知规律,又为学生在实践中能更游刃有余的应用打好坚实的理论基础。

(2)**案例教学法**　在教师的指导下,由学生对选定的具有代表性的典型案例,进行有针对性的分析、审理和讨论,做出自己的判断和评价。这种教学方法拓宽了学生的思维空间,增加了学习兴趣,提高了学生理论联系实践的能力。案例教学法在课程中的应用,充分发挥了它的启发性、实践性,开发了学生思维能力,提高了学生的判断能力、决策能力和综合素质。

(3)**情景教学法**　情景教学法是将本课程的教学过程安置在一个模拟的、特定的情景场合之中。通过教师的组织、学生的演练,在仿真提炼、愉悦宽松的场景中达到教学目标,既锻炼了学生的临场应变、实景操作的能力,又活跃了教学气氛,提高了教学的感染力。因现场教学模式要受到客观条件的一些制约,因此,提高学生实践教学能力的最好办法就是采用此种情景教学法。学生们通过亲自参与环境的创设,开拓了视野,自觉增强了科学意识,提高了动手能力,取得了很好的教学效果。此外,这种教学方式的运用既满足了学生提高实践能力培养的需求,也体现了其方便、有效、经济的特点,能充分满足教学的需求。

(4)**讨论法**　在本课程的课堂教学中多处采用讨论法,学生通过讨论,进行合作学习,让学生在小组或团队中展开学习,让所有的人都能参与到明确的集体任务中,强调集体性任务,强调教师放权给学生。合作学习的关键在于小组成员之间相互依赖、相互沟通、相互合作,共同负责,从而达到共同的目标。通过开展课堂讨论,培养思维表达能力，让学生多多参与、亲自动手、亲自操作、激发学习兴趣、促进学生主动学习。

5.3　教学评价

《健康评估》课程考核为平时成绩、理论考核和实训项目考核三种形式，其中实训项目考核包含技能考核、实验报告、见习报告等三个部分。理论考核采用闭卷、笔试的方式，满分为 100 分，占总评成绩的 40%；实训项目考核依据操作技能评分标准，结合实验报告和见习报告的完成质量进行评价，满分 100 分，占总成绩的 30%；平时成绩包括平时课后作业、课内小测试和平时测评，满分 100 分，占总评成绩的 30%。

课程考核成绩

考核类型	权重（%）	成绩
理论考核	40	40
实训项目考核	30	30
平时考核	30	30
合计	100	100

实训项目考核

实训项目	考核方式	成绩	权重（%）
护理体检	必考	50	50
心电图检查	必考	50	50
合计		100	100

5.4　课程资源的开发和应用

建设《健康评估》课程全套教学资源，包括课程标准、授课计划、教学进度、教案、学习情境设计、多媒体资料、病案资料、课程考纲、理论试题库、习题及答案、实训技能库、教学视频等。

5.5　其他说明

本课程标准适用于护理（中本贯通）专业中职阶段。

《护理技术》课程标准

课程名称：护理技术
学分/学时：11 学分/180 学时
适用专业：中等职业学校中本贯通护理专业
开课单位：护理学院/护理基础学科教研部

1. 前言

1.1 课程简介

本课程是中本贯通护理专业的一门专业必修课程。其任务是以素质教育为基础，以操作能力培养为本位，强化学生的职业技能，使学生掌握临床第一线岗位必要的护理基本知识和基本技能。主要内容包括护理基本理论知识和临床三基重点掌握的护理技术。

1.2 设计思路

本课程以学生职业岗位需求为导向，根据护理专业涵盖的基本工作任务需要设置。本课程经职业能力分析，以实际学习任务和工作任务为引领，以基本护理理念和技术体系构成为主线，以护士应具备的职业能力为依据，按学生职业岗位特点采用递进、并列和流程相结合的结构组合教学内容，通过多媒体课件、角色扮演、个案分析、医院见习、技能训练和考核等教学活动组织教学，使学生了解和掌握初步护理工作的基本理论和基本技能。本课程课时数为 180 学时，在第二至第五学期开设。

2. 课程目标

通过护理工作岗位的任务引领必需的知识点和实际操作技能在教学活动中建立起学习/工作任务与知识技能的联系，并具备初步的护理工作职业技能。

2.1 知识教学目标

（1）了解护理学的发展史、护理学的性质及范畴等知识；
（2）熟悉护士素质和护士的角色功能；
（3）初步掌握护理程序的基本理论，确立以护理对象为中心的整体护理观念，初步建立护理程序的工作思维模式。

2.2 能力培养目标

（1）会运用沟通技巧，能建立良好的护患关系；

（2）掌握并能正确执行各项护理基本技术操作。

2.3　职业素养教育目标

（1）明确护理工作在医疗卫生保健事业中的地位和作用，激发专业学习热情，树立为人民健康服务的事业心和责任感；

（2）具备护士的职业道德，养成良好的职业素质和行为习惯。

3. 学时分配

内容	学时		
	理论	实践	合计
护理发展史	2	0	2
护理基本概念、性质和范畴、护士素质与角色	2	0	2
整体护理与护理程序	4	2	6
护理学的理论基础	4	0	4
医院环境（铺床法）	8	12	20
出入院护理、搬运法	2	2	4
卧位的护理	2	2	4
生命体征的护理	8	6	14
冷热疗法	2	2	4
院内感染	4	14	18
病人的清洁护理	6	10	16
病人的营养和饮食护理	2	2	4
排泄护理	4	10	14
标本采集法	1	1	2
临终病人的护理	1	1	2
医疗文件的书写与保管	2	2	4
病区护理管理	2	0	2
药物疗法和过敏试验法	6	16	22
静脉输液和输血法	4	8	12
危重病人的护理	6	4	10
机动	4	2	6
考查	8	0	8
合计	84	96	180

4. 课程内容和要求

序号	学习/工作任务	课程内容及教学要求	教学活动设计	课时
1	护理发展史	1. 能简述护理学的发展史 2. 讨论现代护理学的特点与发展趋势	**教学活动一　课堂讲解** 通过多媒体课件，归纳护理学发展不同阶段的特点，并解释护理学的性质、范畴及健康、疾病的概念 **教学活动二　录像观看（课外）** 查阅相关文献并观看南丁格尔的影视资料，真实感受南丁格尔的不凡业绩和对护理事业作出的贡献	2
2	护理基本概念、性质和范畴	1. 能解释护理的概念 2. 能简述护理学的性质和范畴 3. 能解释健康与疾病的概念 4. 护士的素质与角色	**教学活动一　课堂讲解** 通过多媒体课件，解释护理学的性质、范畴及健康、疾病的概念 **教学活动二　小组讨论** 分小组讨论健康与疾病的关系	
3	整体护理与护理程序	1. 能简述整体护理、护理程序的相关概念及基本步骤 2. 能完成护理病案的书写	**教学活动一　课堂讲解** 通过多媒体课件解释与整体护理、护理程序相关的术语及基本步骤，并简单介绍常用的护理诊断的名称 **教学活动二　医院见习（课外）** 通过见习，采集一位病人的简单病史 **教学活动三　病例讨论** 通过病例讨论，完成一份护理病案的书写	
4	护理学的理论基础	1. 能正确陈述系统、需要的基本特征和分类 2. 能准确概述系统理论、需要理论等护理理论的主要内容和基本框架	**教学活动一　课堂讲解** 通过多媒体课件讲解系统理论、需要理论等护理理论的术语及主要内容 **教学活动二　病例讨论** 通过病例讨论，运用系统理论的基本原则对病人和护理工作进行分析，明确病人的需要并提出满足需要的方法	
5	医院环境及各种铺床法	1. 能概述医院的种类及任务 2. 能简述门急诊部护理工作内容与特点 3. 能简述病区的设置、布局及环境要求，并能完成各种铺床法	**教学活动一　课堂讲解** 通过多媒体课件讲解医院的种类与任务、门急诊部护理工作内容与特点以及病区环境的要求 **教学活动二　录像观看** 通过观看录像，使学生对门急诊护理工作及各种铺床法有一定感性认识	

序号	学习/工作任务	课程内容及教学要求	教学活动设计	课时
5	医院环境及各种铺床法		**教学活动三　示教室示范** 演示各种铺床法的操作要点，并讲解操作中的注意事项 **教学活动四　实训室练习** 完成各种铺床法的操作 **教学活动五　操作演示** 正确实施各种铺床法 **教学活动六　医院见习（课外）** 组织参观医院，完成一份医院布局特点的报告，并在医院带教老师的指导下，完成各种铺床法	
6	病人出入院护理技术、病人搬运法	1. 能简述病人入院的护理要点 2. 能简述病人出院的护理要点 3. 能正确运送病人 4. 能了解家庭病床	**教学活动一　课堂讲解** 通过多媒体课件讲解病人出入院的护理要点，解释家庭病床的相关概念 **教学活动二　录像观看** 通过观看录像，使学生对病人出入院护理工作内容及各种运送法有一定感性认识 **教学活动三　示教室示范** 演示各种运送法的操作要点，并讲解操作中的注意事项 **教学活动四　实训室练习** 通过角色扮演完成病人出入院的护理程序及病人运送法 **教学活动五　医院见习（课外）** 在医院带教老师的指导下，熟悉或完成一位出入院病人的护理	
7	各种卧位与帮助病人更换卧位法	1. 能解释各种卧位的性质和适用范围 2. 能帮助病人更换卧位 3. 能正确使用保护具	**教学活动一　课堂讲解** 通过多媒体课件讲解各种卧位的性质和适用范围 **教学活动二　录像观看** 通过观看录像，使学生对各种卧位、保护具有一定感性认识 **教学活动三　示教室示范** 演示帮助病人安置各种卧位、更换卧位的操作要点，以及保护具的使用方法，并讲解操作中的注意事项	

续表

序号	学习/工作任务	课程内容及教学要求	教学活动设计	课时
7	各种卧位与帮助病人更换卧位法		**教学活动四　实训室练习** 完成为病人安置各种卧位、更换卧位的操作，掌握保护具的使用方法	
8	生命体征的观察及测量技术	1. 能阐述体温的评估及护理 2. 能阐述脉搏的评估及护理 3. 能阐述呼吸的评估及护理 4. 能阐述血压的评估及护理 5. 能学会体温单的使用	**教学活动一　课堂讲解** 通过多媒体课件和板书解释有关体温、脉搏、呼吸、血压的各种术语，列出各项生命体征的正常范围及异常情况并讲解异常生命体征病人的护理要点 **教学活动二　录像观看** 观看《T、P、R、BP的测量技术》的录像 **教学活动三　示教室示范** 设定情境演示 T、P、R、BP 的测量技术，示教体温单的绘制方法，并讲解操作中的注意事项 **教学活动四　实训室练习** 通过角色扮演完成 T、P、R、BP 的测量技术 **教学活动五　医院见习（课外）** 在医院带教老师的指导下，完成 T、P、R、BP 的测量技术 **教学活动六　操作演示** 正确完成 T、P、R、BP 的测量技术	
9	冷热疗法	1. 能学会热疗法 2. 能学会冷疗法	**教学活动一　课堂讲解** 通过多媒体课件和板书讲解冷热疗法的原理、目的、适应症及禁忌症 **教学活动二　录像观看** 观看《冷热疗法》的录像 **教学活动三　示教室示范** 设定情境演示冷热疗法，并讲解操作中的注意事项 **教学活动四　医院见习（课外）** 在医院带教老师的带领下，见习带教老师完成冷热疗法	
10	医院内感染的预防和控制	1. 能解释医院内感染的相关概念 2. 能说出各种清洁、消毒、灭菌方法的特点和使用方法 3. 能掌握手的卫生及各种无菌技术	**教学活动一　课堂讲解** 通过多媒体课件讲解医院内感染的相关概念，并介绍各种消毒、灭菌法的原理、特点及使用方法	

续表

序号	学习/工作任务	课程内容及教学要求	教学活动设计	课时
10	医院内感染的预防和控制	4. 能掌握各种隔离技术 5. 能简述供应室的工作内容	**教学活动二　录像观看** 通过观看录像，使学生对各种无菌技术、隔离技术具有一定感性认识 **教学活动三　示教室示范** 演示手的卫生及无菌技术、隔离技术的操作要点，并讲解操作中的注意事项 **教学活动四　实训室练习** 完成手的卫生、各种无菌与隔离技术 **教学活动五　操作演示** 正确实施各种无菌与隔离技术 **教学活动六　医院参观（课外）** 组织参观医院，熟悉供应室的设置、工作内容及常用物品的保养方法	
11	病人的清洁护理技术	1. 能正确实施口腔护理 2. 能正确实施头发护理 3. 能正确实施皮肤护理 4. 能解释压疮的相关概念及各期特点，并能实施压疮的预防及护理操作 5. 能实施卧有病人床整理及更换床单法 6. 能说出晨晚间护理目的及内容	**教学活动一　课堂讲解** 通过多媒体课件讲解压疮的相关概念、原因及各期特点，并介绍晨晚间护理目的及内容 **教学活动二　录像观看** 通过观看录像，使学生对各种清洁护理技术及晨晚间护理具有一定感性认识 **教学活动三　示教室示范** 演示口腔护理、头发护理、皮肤护理、压疮护理、卧有病人床整理及更换床单法，并讲解操作中的注意事项 **教学活动四　实训室练习** 完成口腔护理、压疮护理、卧有病人床更换床单法 **教学活动五　操作演示** 正确实施口腔护理、压疮护理、卧有病人床更换床单法 **教学活动六　医院见习（课外）** 在医院带教老师的指导下，完成口腔护理、压疮护理、卧有病人床更换床单法	
12	饮食护理技术	1. 能说出医院饮食的种类 2. 针对不同的病人给予饮食护理 3. 能熟悉鼻饲技术	**教学活动一　课堂讲解** 通过多媒体课件和板书讲解医院饮食的种类，并对不同的病人给予相应的饮食护理措施和宣教	

续表

序号	学习/工作任务	课程内容及教学要求	教学活动设计	课时
12	饮食护理技术		**教学活动二 录像观看** 观看《鼻饲技术》的录像 **教学活动三 示教室示范** 设定情境演示鼻饲技术，并讲解操作中的注意事项 **教学活动四 医院见习（课外）** 在医院带教老师的带领下，见习带教老师完成鼻饲技术	
13	排泄护理技术	1. 能学会排尿护理 2. 能学会排便护理 3. 能学会排气护理	**教学活动一 课堂讲解** 通过多媒体课件和板书讲解正常和异常的排尿、排便和排气的观察，并对不同症状的病人给予相应的护理措施 **教学活动二 录像观看** 观看《导尿术》、《灌肠术》、《排气术》的录像 **教学活动三 示教室示范** 设定情境演示女性病人导尿术、留置导尿术、大量不保留灌肠术及排气法，并讲解操作中的注意事项 **教学活动四 实训室练习** 完成女性病人导尿术和大量不保留灌肠术 **教学活动五 医院见习（课外）** 在医院带教老师的带领下，见习带教老师完成导尿术和灌肠术 **教学活动六 操作演示** 正确完成女性病人导尿术和大量不保留灌肠术	
14	标本采集技术	1. 能说出标本采集的原则 2. 能了解各种标本采集法	**教学活动一 课堂讲解** 通过多媒体课件和板书讲解标本采集的原则及各种标本采集过程中的注意事项 **教学活动二 医院见习（课外）** 在医院带教老师的带领下，见习带教老师完成部分的标本采集法	
15	临终病人的护理技术	1. 能说出死亡的概念和过程 2. 能学会尸体护理	**教学活动一 课堂讲解** 通过多媒体课件和板书讲解死亡的概念和过程 **教学活动二 示教室示范** 设定情境演示尸体护理，并讲解操作中的注意事项	

序号	学习/工作任务	课程内容及教学要求	教学活动设计	课时
15	临终病人的护理技术		**教学活动三　医院见习（课外）** 在医院带教老师的带领下，见习带教老师完成尸体护理	
16	医疗文件的书写和管理	1. 能学会病案管理 2. 能学会护理文件的书写	**教学活动一　课堂讲解** 通过多媒体课件和板书讲解病案的重要性及保管要求 **教学活动二　示教室示范** 演示护理文件的书写，并讲解操作中的注意事项 **教学活动三　医院见习（课外）** 在医院带教老师的指导下，完成部分护理文件的书写	
17	病区的护理管理	1. 能叙述病区护理管理的特点 2. 能简述病区的组织行政管理要求和方法 3. 能简述病区的业务技术管理要求和方法	**教学活动一　课堂讲解** 通过多媒体课件介绍病区护理管理的特点和内容，并解释分级护理、差错和事故 **教学活动二　医院见习（课外）** 在医院带教老师的指导下，完成对不同病区的护理管理工作内容的调查，并完成见习报告	
18	药物治疗和过敏试验技术	1. 能说出给药的基本知识 2. 能熟练地学会口服给药法 3. 能学会雾化吸入法 4. 能熟练地学会各种注射法 5. 能熟练地学会药物过敏试验法	**教学活动一　课堂讲解** 通过多媒体课件和板书讲解给药的基本知识 **教学活动二　录像观看** 观看《口服给药法》、《各种注射法》、《雾化吸入法》、《药物过敏试验法》的录像 **教学活动三　示教室示范** 设定情境演示各种注射法，并讲解操作中的注意事项 **教学活动四　实训室练习** 通过角色扮演完成皮内注射、肌肉注射 **教学活动五　操作演示** 正确完成皮内注射、肌肉注射 **教学活动六　医院见习（课外）** 在医院带教老师的指导下，完成皮内注射、肌肉注射	
19	静脉输液和输血技术	1. 能熟练的学会静脉输液技术 2. 能学会输血技术	**教学活动一　课堂讲解** 通过多媒体课件和板书讲解静脉输液和输血有关的基本知识	

续表

序号	学习/工作任务	课程内容及教学要求	教学活动设计	课时
19	静脉输液和输血技术		**教学活动二 录像观看** 观看《静脉输液法》、《静脉输血法》的录像 **教学活动三 示教室示范** 设定情境演示静脉输液法、输血法，并讲解操作中的注意事项 **教学活动四 实训室练习** 完成静脉输液法 **教学活动五 医院见习（课外）** 在医院带教老师的指导下，完成静脉输液法，见习带教老师完成静脉输血法 **教学活动六 操作演示** 正确实施静脉输液法	
20	危重病人的观察及抢救技术	1. 能说出危重病人的支持性护理 2. 能学会部分危重病人的抢救技术	**教学活动一 课堂讲解** 通过多媒体课件和板书讲解危重病人的支持性护理 **教学活动二 录像观看** 观看《氧气吸入疗法》的录像 **教学活动三 示教室示范** 设定情境演示氧气吸入疗法、吸痰法，并讲解操作中的注意事项 **教学活动四 医院见习（课外）** 在医院带教老师的带领下，完成氧气吸入疗法，见习带教老师完成吸痰法	

5. 教学实施

5.1 教材选用

（1）依据本课程标准同步选用与护士执业资格考试配套的全国统编教材：姜安丽. 新编护理学基础. 北京：人民卫生出版社，2006。教材以教学目标、案例导入、项目驱动、任务引领等形式构建中职护理岗位和执业护士所必须的基本理论知识、基本技能和人文素养。

（2）辅助性校本教材选用见习指导、临床护理案例分析、习题册等，充分体现任务引领、职业能力导向的课程设计思想，使学生在各种教学活动中领会护理的理念，掌握基本沟通技巧，具备基本职业能力。

5.2 教学方法与手段

（1）任务引领，做学一体 使用护理技能操作的视频进行情景教学，使学生在职场的模拟环境中学中做、做中学，手脑并用，以强化学生的动手能力。通过视频可使学生体会到病人的痛苦和需要，从而增强职业责任感。

（2）项目驱动，理实一体 每个项目的学习都以临床案例及护士技能操作为载体，以解决护理对象的健康问题和减轻其痛苦为主线整合理论与实践的教学内容，实现理论与实践的一体化。教学过程中，通过课堂的教学和技能操作训练，充分开发学习资源，给学生提供丰富的实践机会，强化实训，培养学生的动手能力。

（3）病例分析和讨论教学法　针对典型的临床病例，学生运用整体护理的思维和护理程序的工作方法，评估护理对象的健康状况、护理需要，制定护理措施和实施护理，既培养学生独立思考和解决问题的能力，也巩固所学的知识，从而确立学生在教学中的主体地位。

（4）角色扮演教学法　通过角色扮演加深学生对知识的理解和记忆，增强课堂参与意识，激发学生学习兴趣，活跃课堂气氛，提高听课效果。通过活动能使学生掌握各项基本护理技术和基本理论，并能将所学的知识应用于临床护理工作中。

（5）设疑解难教学法　教师根据不同教学内容主动设疑，激起学生的求知欲望，调动学生积极思维，从而使学生深知学好本课程的重要性和必要性，促进他们掌握职业能力。协助学生学习中职护理岗位和执业护士所必须的基本理论知识、基本技能和人文素养。

5.3　教学评价

（1）突出过程与阶段评价，结合课堂提问、技能操作、课后作业、阶段测验等手段，加强实践性教学环节的考核；

（2）强调目标评价和理论与实践一体化评价；

（3）强调课程结束后的评价，结合护理个案分析，充分发挥学生的主动性和创造力，注重发展学生的综合职业能力。

评价方式	评价内容	比例	评价主体
过程性评价	学习态度	10%	教师评价 学生自评 生生互评
	实验过程及完成报告情况	10%	
	参与教学活动、团队合作	10%	
总结性评价	实验考核	30%	教师评价
	理论考试	40%	

5.4　课程资源的开发和应用

（1）充分利用学校护理实训中心和教学医院的实习基地，开设课内实训、课间实习，满足学生综合职业能力培养的要求；

（2）利用现代信息技术开发视听光盘、录像、投影片等多媒体资源，搭建多维、动态、活跃、模拟场景的课程训练平台，充分调动学生的学习主动性和积极性；

（3）利用学校教学图书馆、电子期刊、网络资源，使教学内容从单一化向多元化转化，使学生知识和能力的拓展成为可能。

5.5　其他说明

本课程标准适用于护理（中本贯通）专业中职阶段。

《成人护理》课程标准

课程名称： 成人护理
学分/学时： 12 学分/192 学时
适用专业： 中本贯通护理专业
开课单位： 护理学院/成人护理教研部

1. 前言

1.1 课程简介

本课程是中高职贯通护理专业的专业核心课程。其任务是让学生理解成人各系统疾病的发生、发展的规律，学习和掌握临床第一线岗位所必备的专科护理基本知识和基本技能，运用科学的护理程序，全面评估患者健康状况，发现现存的或潜在的健康问题，并作出诊断和处理，以达到维护和促进健康的目的。主要内容包括：呼吸、循环、消化、血液、泌尿、内分泌、肌肉骨骼、结缔组织、神经等系统常见疾病的护理；休克、肿瘤、损伤、中毒及围手术期病人护理等。

1.2 设计思路

本课程是按照人的"生命周期"所设置的课程体系中的重要组成部分，涵盖了临床内科、外科和妇科成人常见病、多发病的护理。本课程以学生职业岗位需求为导向，根据护理专业涵盖的基本工作任务需要设置。本课程以实际学习任务和工作任务为引领，以临床护理理论和技术体系构成为主线，以护士应具备的职业能力和执业资格考试考纲为依据，按学生职业岗位特点采用递进、并列和流程相结合的结构组合教学内容，通过多媒体课件、角色扮演、个案分析、医院见习、技能训练和考核等教学活动组织教学，使学生了解和掌握护理工作的基本理论和基本技能。本课程总学分为 12 学分，总课时数为 192 学时，在第四、五学期开设。

2. 课程目标

通过本课程的学习，了解成人在罹病、治疗、痊愈、康复或濒死过程中之生理、心理、社会等层面的反应与需要；并学习应用护理程序和身体检查与评估之技巧，判断个案的健康需要，进而计划、执行与评价相应的护理活动，协助其维持或重获健康。具体目标为：

2.1　知识教学目标

（1）能够说出成人临床常见病的概念、临床特征、治疗原则；

（2）能够归纳护理对象现存或潜在的健康问题及影响因素；

（3）能够阐述成人的临床常见病的护理措施、理论依据和健康教育内容。

2.2　能力培养目标

（1）注重人文关怀，会运用沟通技巧，建立良好的护患关系；

（2）能够将所学知识与临床实践问题相结合分析个案；

（3）能对护理对象进行初步评估；

（4）能运用临床专科的基本知识对护理对象的病情变化和治疗反应进行观察和初步分析；

（5）能为个人、家庭、社区进行成人常见病的健康教育；

（6）能够指出成人护理问题之轻重缓急，并安排护理活动的优先级；

（7）能够指导病人及家属进行自身防护和家庭护理。

2.3　职业素养教育目标

（1）培养全心全意为人民健康服务的责任感和事业心，并做到关心、爱护、尊重护理对象；

（2）明确护理工作在医疗卫生保健事业中的地位和作用，激发专业学习热情，培养严谨、诚实、勤奋、刻苦的学习和工作作风；

（3）具有良好的职业素质和行为习惯，自觉加强职业道德修养。

3.　学时分配

内容		学时		
		理论	实践	合计
	呼吸系统疾病病人的护理	14	2	16
	循环系统疾病病人的护理	20	4	24
	消化系统疾病病人的护理	14	2	16
	血液系统疾病病人的护理	10	2	12
	内分泌和代谢疾病病人的护理	10	2	12
	结缔组织疾病病人的护理	2		2
	泌尿系统疾病病人的护理	4	2	6
第四学期	神经系统疾病病人的护理	4	2	6
	复习（机动）	2		2
	内科小计	80	16	96
	外科学基础			
	体液失衡病人的护理	4	2	6
	外科感染病人的护理	6	2	8
	损伤病人的护理	8	4	12
	第四学期外科小计	18	8	26

续表

内容		学时		
		理论	实践	合计
第五学期	围手术病人的护理	6	6	12
	肿瘤病人的护理	10	2	12
	消化系统疾病病人的护理	16	12	28
	泌尿系统疾病病人的护理	6	2	8
	肌肉骨骼系统疾病病人的护理	6	2	8
	机动	2		2
	第五学期外科小计	46	24	70
	外科小计	64	32	96
合计		144	48	192

4. 课程内容和要求

序号	学习/工作任务	课程内容及教学要求	教学活动设计	课时
1	呼吸系统常见疾病病人的护理	1. 能简述呼吸系统常见疾病的典型临床表现 2. 能列举呼吸系统常见病的护理诊断 3. 能为呼吸系统常见病人制订护理措施 4. 能正确实施呼吸功能锻炼、拍背、有效咳嗽及体位引流；正确使用雾化器 5. 能为呼吸系统常见病人开展健康教育	**教学活动一 课堂讲解** 通过多媒体课件并结合病例分析,简单介绍本系统疾病的病因、机制,讲授呼吸系统常见疾病主要临床表现和主要实验室及辅助检查,重点讲授疾病护理要点 **教学活动二 观看录像** 通过观看有关疾病的录像加深学生对理论知识的理解 **教学活动三 操作演示及练习** 学会呼吸功能锻炼方法、雾化器使用方法、拍背方法、有效咳嗽方法、体位引流方法等 **教学活动四 临床见习** 体现以病人为中心的护理理念,在临床老师带领下尝试运用护理病史采集方法进行护患沟通,说出患者患病后有哪些方面需要护士的帮助,并能提供合理的护理措施及健康指导	16
2	循环系统常见疾病病人的护理	1. 能简述循环系统常见疾病的典型临床表现 2. 能列举循环系统常见病的护理诊断 3. 能为循环系统常见病人制订护理措施 4. 能说出急性肺水肿的抢救配合流程和措施 5. 能在老师的指导下完成急性肺水肿的抢救配合演习 6. 能为循环系统常见病病人开展健康教育	**教学活动一 课堂讲解** 通过多媒体课件、板书,讲解系循环系统常见疾病的典型临床表现、护理措施,归纳护理诊断及健康教育 **教学活动二 小组讨论** 分小组讨论病例,归纳急性肺水肿的抢救配合流程及健康指导要点 **教学活动三 操作示范** 通过临床示教、操练的方法,使学生能够熟练描记心电图 **教学活动四 操作练习** 通过角色扮演体验和学会为病人做健康教育;在老师的指导下模拟实施急性肺水肿的抢救配合	24

序号	学习/工作任务	课程内容及教学要求	教学活动设计	课时
2	循环系统常见疾病病人的护理	7. 能熟悉正常及常见心律失常心电图的波形特征	**教学活动五　医院见习** 通过临床见习,可对循环系统常见疾病的典型表现有感性认识,并且了解相关的护理新知识和新技能	24
3	消化系统常见病病人的护理	1. 能简述消化系统常见疾病的典型临床表现 2. 能列举消化系统常见病的护理诊断 3. 能为消化系统常见病病人制订护理措施 4. 能为消化系统常见病病人开展健康教育	**教学活动一　课堂讲解** 通过多媒体课件、板书,讲解消化系统常见疾病的典型临床表现、护理措施,归纳护理诊断及健康教育 **教学活动二　小组讨论** 分小组讨论病例,归纳消化系统常见病的健康指导要点 **教学活动三　操作练习** 通过角色扮演体验和学会为病人做健康教育 **教学活动四　医院见习** 通过临床见习,可对消化系统常见疾病的典型表现有感性认识,并且了解相关的护理新知识和新技能	16
4	血液系统常见疾病病人的护理	1. 能简述血液系统常见疾病的典型临床表现 2. 能列举血液系统常见病的护理诊断 3. 能为血液系统常见病病人制定护理措施 4. 能说出化疗的护理要点 5. 能为血液系统常见病病人开展健康教育	**教学活动一　课堂讲解** 通过多媒体课件、板书,讲解血液系统常见疾病的典型临床表现、护理措施,归纳护理诊断及健康教育 **教学活动二　小组讨论** 分小组讨论病例,归纳化疗的护理措施及健康指导要点 **教学活动三　操作练习** 通过角色扮演体验和学会为病人做健康教育 **教学活动四　医院见习** 通过临床见习,可对血液系统常见疾病的典型表现有感性认识,并且了解相关的护理新知识和新技能	12
5	内分泌及代谢疾病病人的护理	1. 能简述内分泌系统常见疾病的典型临床表现 2. 能列举内分泌系统常见疾病的护理诊断 3. 能为内分泌系统常见疾病病人制定护理措施 4. 能说出甲亢危象和糖尿病酮症酸中毒的抢救配合流程和措施 5. 能为糖尿病病人开展健康教育 6. 能叙述血糖监测的临床意义和常用方法 7. 能独立完成用快速血糖监测仪测定血糖	**教学活动一　课堂讲解** 通过多媒体课件、板书,讲解甲亢和糖尿病的典型临床表现、护理措施,归纳护理诊断及健康教育 **教学活动二　小组讨论** 分小组讨论病例,归纳甲亢危象和糖尿病酮症酸中毒的抢救配合流程及健康指导要点 **教学活动三　操作示教** 通过临床示教操练的方法,使学生能够掌握应用快速血糖监测仪测定血糖的操作步骤 **教学活动四　操作练习** 通过角色扮演体验和学会为病人做健康教育;模拟实施糖尿病酮症酸中毒昏迷的抢救配合;独立完成用快速血糖操作仪测定血糖的操作	12

续表

序号	学习/工作任务	课程内容及教学要求	教学活动设计	课时
5	内分泌及代谢疾病病人的护理		**教学活动五 医院见习** 通过临床见习，可对甲亢和糖尿病的典型表现有感性认识，并且了解相关的护理新知识和新技能	12
6	风湿性疾病病人的护理	1. 能简述系统性红斑狼疮（SLE）和类风湿关节炎（RA）的典型临床表现 2. 能列举 SLE 和 RA 病人的护理诊断 3. 能为 SLE 和 RA 病人制定护理措施 4. 能为 SLE 和 RA 病人开展健康教育	**教学活动一 课堂讲解** 通过多媒体课件、板书，讲解 SLE 和 RA 的典型临床表现、护理措施，归纳护理诊断及健康教育 **教学活动二 小组讨论** 分小组讨论病例，归纳 SLE 和 RA 病人的健康指导要点 **教学活动三 操作练习** 通过角色扮演体验和学会为病人做健康教育	2
7	泌尿系统常见疾病病人的护理	1. 能简述泌尿系统常见病的典型临床表现 2. 能列举泌尿系统常见病的护理诊断 3. 能为泌尿系统常见病病人制定护理措施 4. 能为泌尿系统常见病病人开展健康教育	**教学活动一 课堂讲解** 通过多媒体课件、板书，讲解泌尿系统常见疾病的典型临床表现、护理措施，归纳护理诊断及健康教育 **教学活动二 观看录像** 观看各种透析治疗的录相，让学生对透析治疗的实施有感性认识 **教学活动三 操作练习** 通过角色扮演体验和学会为病人做健康教育 **教学活动四 医院见习** 通过临床见习，可对泌尿系统常见疾病的典型表现有感性认识，并且了解相关的护理新知识和新技能	6
8	神经系统常见疾病病人的护理	1. 能简述癫痫、脑血管疾病、帕金森病等神经系统常见疾病的临床表现 2. 能列举神经系统常见疾病的护理诊断 3. 能为神经系统常见疾病病人制定护理措施 4. 能为神经系统常见疾病病人开展健康教育	**教学活动一 课堂讲解** 通过多媒体课件、板书，讲解癫痫的典型临床表现、护理措施，归纳护理诊断及健康教育 **教学活动二 小组讨论** 分小组讨论病例，归纳脑血管疾病、癫痫大发作的护理要点	6
9	外科学基础（体液失衡病人的护理）	1. 说出体液的组成；水、电解质、酸碱平衡维持的方法 2. 说出脱水的类型；简述脱水病人病情评估的内容；简述体液失衡病人主要的护理问题；简述常见体液的性质和作用 3. 说出电解质紊乱的主要类型；简述高钾血症、低钾血症的原因和表现；说明高钾血症、低钾血症病人的急救和护理 4. 说出酸碱紊乱的类型；简述酸碱紊乱病人的表现；简述酸碱紊乱病人的处理原则；简述单纯性酸碱紊乱类型的血气结果	**教学活动一 课堂讲解** 通过多媒体、演示等教学手段，讲解水电解质紊乱病人的护理 **教学活动二 课堂讨论** 通过临床病例分析原因、提出确切的护理评估和护理措施，完成水电解质紊乱病人的护理计划	6

序号	学习/工作任务	课程内容及教学要求	教学活动设计	课时
10	外科学基础 （外科感染病人的护理）	1. 能描述浅表软组织及器官常见化脓性感染的原因、表现及护理评估、护理措施 2. 能解释引起破伤风的原因，该疾病的病理特征、临床表现及预防措施 3. 学会对破伤风病人进行护理	**教学活动一　课堂讲解** 通过多媒体等教学手段讲解浅表软组织及器官感染、破伤风疾病 **教学活动二　课堂讨论** 根据所学的相关知识，对病例个案分析判断和加深领会，并完成练习	8
11	损伤病人的护理	1. 能描述损伤的分类和临床表现 2. 能描述烧伤病情的评估方法 3. 能学会对烧伤病人的护理 4. 知道清创术步骤 5. 学会换药基本操作方法 6. 熟悉常用伤口用药，了解换药的注意事项和换药后用物的处置 7. 观察各种外科伤口的变化和处理 8. 能简述颅内压增高的典型临床表现、判断要点和护理评估 9. 能为颅内压增高患者制定及时有效的护理措施 10. 能简述脑疝的典型临床表现及急救处理原则 11. 能简述颅脑损伤的临床表现 12. 能评估颅脑损伤病人的病情，列出护理诊断 13. 能为颅脑损伤的病人做出恰当的护理措施 14. 能对颅脑损伤的病人进行饮食、休息、体位等健康指导 15. 能说出胸部损伤、气胸病人的分类 16. 能评估肋骨骨折、进行性气胸、血胸病人的病情并列出护理诊断 17. 能为多根多处肋骨骨折、开放性气胸、张力性气胸患者采取正确的急救护理措施，为进行性血胸患者及时做好手术前准备及术后护理措施 18. 能简述并初步掌握胸腔闭式引流的护理	**教学活动一　课堂讲解** 通过多媒体等教学手段讲解损伤的分类、伤情评估方法、清创术的步骤。 通过多媒体、板书等教学手段讲解颅脑损伤、胸部损伤的伤情判断、急救措施，归纳护理诊断 **教学活动二　课堂讨论** 针对烧伤病例，提出分析伤情判断的理由和学会对烧伤病人进行护理要点 通过个案分析，加深对上述知识的理解，归纳颅脑损伤、胸部损伤的护理要点及健康教育，并应用于临床护理中 **教学活动三　示教操作** 通过示教操作学会换药基本操作方法 **教学活动四　临床见习** 通过临床见习熟悉常用伤口用药，了解换药的注意事项和换药后用物的处置	12
12	围手术期护理	1. 描述手术前、后病人的护理评估和护理方法 2. 解释术后常见并发症发生的原因 3. 学会术前病人的皮肤准备 4. 说出麻醉的分类、麻醉病人主要的护理问题 5. 简述麻醉的方法和适应证、麻醉前准备的内容	**教学活动一　课堂讲解** 通过多媒体等教学手段讲解手术前后护理、麻醉病人的护理 **教学活动二　操作练习** 通过示教操练完成手术病人的术前皮肤准备并独立完成实验报告 **教学活动三　临床见习**	12

序号	学习/工作任务	课程内容及教学要求	教学活动设计	课时
12	围手术期护理	6. 能正确进行麻醉前病人的病情评估和饮食指导 7. 熟练进行全身麻醉、椎管内麻醉、局麻病人的护理 8. 简述手术人员术前准备的原则和要求、手术前、中后清点器械的要求 9. 理解手术中的无菌要求 10. 熟练完成洗手护士、巡回护士的工作，及时对病人的病情进行监测并记录 11. 正确评估手术前、后病人的病情准确提出手术前后病人主要的护理问题，制订护理计划并对手术病人进行必要的手术前健康教育	通过临床见习学生能正确评估手术前、后病人的病情准确提出手术前后病人主要的护理问题，制订护理计划并对手术病人进行必要的手术前健康教育 **教学活动四　做学一体** 通过观看录像、示教、操作训练熟练完成洗手护士和巡回护士的工作	12
13	肿瘤病人的护理	1. 解释食管癌、肺癌、乳腺癌、大肠癌、胃癌、肝癌、膀胱癌的病因病理、诊断检查和治疗 2. 说明食管癌、肺癌、乳腺癌、大肠癌、胃癌、肝癌、膀胱癌病人手术前后护理 3. 食管癌、肺癌、乳腺癌、大肠癌、胃癌、肝癌、膀胱癌病人的饮食、休息、定期复查等进行健康宣教	**教学活动一　课堂讲解** 通过多媒体等教学手段讲解食管癌、肺癌、乳腺癌、大肠癌、胃癌、肝癌、膀胱癌的病因、临床表现、辅助检查方法、治疗原则和手术前后护理措施 **教学活动二　课堂讨论** 通过个案分析食管癌、肺癌、乳腺癌、大肠癌、胃癌、肝癌、膀胱癌的临床表现加深了解治疗的原则和手术前后护理措施，并完成练习 **教学活动三　情景模拟** 通过情景模拟，使学生运用已学到的知识对病人进行正确的健康宣教 **教学活动四　临床见习** 通过临床见习学生能正确评估肿瘤手术病人的病情准确提出手术前后病人主要的护理问题，制订护理计划	12
14	消化系统疾病病人的护理	1. 能解释消化性溃疡并发症的临床特征 2. 能描述胃手术前后护理要点 3. 描述急性化脓性腹膜炎、腹部损伤、急性肠梗阻、胆道疾病、腹外疝、直肠肛管疾病、阑尾炎的病因、病理、临床特征和护理要点 4. 学会胃肠减压、T管护理 5. 急性化脓性腹膜炎、腹部损伤、急性肠梗阻、胆道疾病、腹外疝、直肠肛管疾病、阑尾炎病人的饮食、休息、定期复查等进行健康宣教	**教学活动一　课堂讲解** 通过多媒体等教学手段讲解消化性溃疡、急性化脓性腹膜炎、腹部损伤、急性肠梗阻、胆道疾病腹外疝、直肠肛管疾病、阑尾炎的病因、病理、临床特征和护理要点 **教学活动二　课堂讨论** 通过对消化性溃疡、腹部损伤、急性肠梗阻、胆道疾病、直肠肛管疾病、阑尾炎等的病例讨论，加深了解课堂教授的知识，归纳护理要点及健康教育。并应用于临床护理 **教学活动三　实训练习** 通过示教及实训，能学会胃肠减压和T管引流的护理，并完成实验报告	28

续表

序号	学习/工作任务	课程内容及教学要求	教学活动设计	课时
14	消化系统疾病病人的护理		**教学活动四　情景模拟** 通过情景模拟，使学生运用已学到的知识对病人进行正确的护理及健康教育 **教学活动五　临床见习** 通过临床见习通过临床见习学生能正确评估消化系统的疾病 外科手术病人的病情准确提出手术前后病人主要的护理问题，制订护理计划	28
15	泌尿外科疾病病人的护理	1. 能解释泌尿系统损伤、结石、良性前列腺增生的病因、临床表现、辅助检查方法 2. 能阐明泌尿系统损伤、结石、良性前列腺增生的治疗原则和手术前后护理措施 3. 解释泌尿系统损伤、结石、良性前列腺增生的病因病理、诊断检查和治疗 4. 说明泌尿系统损伤、结石、良性前列腺增生的病人手术前后护理	**教学活动一　课堂讲解** 通过多媒体等教学手段讲解尿系统损伤、结石、良性前列腺增生的病因、临床表现、辅助检查方法、治疗原则和手术前后护理措施 **教学活动二　课堂讨论** 通过个案分析尿系统损伤、结石、良性前列腺增生的临床表现加深了解治疗的原则和手术前后护理措施，并完成练习 **教学活动三　情景模拟** 通过情景模拟，使学生运用已学到的知识对病人进行正确的健康宣教 **教学活动四　临床见习** 通过临床见习通过临床见习学生能正确评估泌尿系统疾病外科手术病人的病情准确提出手术前后病人主要的护理问题，制订护理计划	8
16	肌肉骨骼系统疾病病人的护理	1. 描述骨折的概述 2. 描述常见的骨折和关节脱位的临床特征 3. 解释骨折病人的护理要点 4. 描述急性血源性骨髓炎、骨关节化脓性疾病、颈椎病、腰腿痛的病因、病理、辅助检查方法、治疗原则和护理要点	**教学活动一　课堂讲解** 通过多媒体等教学手段讲解骨折概述、常见骨折、关节脱位、急性血源性骨髓炎、骨关节化脓性疾病、颈椎病、腰腿痛的病因、病理、临床表现、辅助检查和护理措施 **教学活动二　课堂讨论** 根据所学的相关知识，对病例个案分析判断和加深领会，并完成练习 **教学活动三　情景模拟** 通过情景模拟，使学生运用已学到的知识对病人进行正确的健康宣教 **教学活动四　临床见习** 通过临床见习，学生能正确评估骨科疾病外科手术病人的病情，准确提出手术前后病人主要的护理问题，制订护理计划	8

5. 教学实施

5.1　教材选用

本课程选用教材为：李丹，冯丽华. 内科护理学. 第 3 版. 北京：人民卫生出版社，

2014；党世民. 外科护理学. 第 2 版. 北京：人民卫生出版社，2011；简雅娟，杨峥，妇科护理. 北京：人民卫生出版社，2011。

参考教材为：马秀芬. 内科护理学. 第 2 版. 北京：人民卫生出版社，2004；党世民. 外科护理学实践指导及习题集. 北京：人民卫生出版社，2012.

除规划教材外，还选用配套的校本教材《成人护理情境案例与实训指导》。该教材本着"贴近学生、贴近岗位"的基本原则，以学生认知规律为导向，以培养目标为统领，紧扣教学大纲，结合护士执业资格考试的"考点"，准确把握编写内容，力求体现"以就业为导向，以能力为本位，以发展技能为核心"的职业教育培养理念，使学生在各种教学活动中领会临床护理的思维与工作程序，掌握分析问题、解决问题的能力与常用实践操作技能。

5.2 教学方法与手段

采用任务驱动、项目导向、工学结合、理实一体的教学模式，重视学生在校学习和临床实际护理工作的一致性，加强知识能力的实际运用和在真实工作情境和氛围下职业素质和职业能力的培养。

在教学中，探索建立以学生为主体、以教师为主导、以职业能力为核心、以育人为目的多样化、个性化教学方法，培养学生专业技能，提高学生综合素质，学会求知，学会做事，学会共处，学会做人。采用以问题为基础的案例教学、角色扮演、情境模拟等教学方法，提高学生的学习兴趣，培养发现问题、解决问题的能力。充分利用现有教学资源，积极推广计算机辅助教学、多媒体教学、视频录像等现代化教学手段。

5.3 教学评价

本课程采用过程性评价和总结性评价相结合，师生共同参与的多元化课程评价模式。过程性评价占总评成绩的 40%，其评价内容主要包括学习态度、实验过程及完成报告情况和参与教学活动、团队合作等；总结性评价占总成绩的 60%，其评价内容主要包括实验考核、平时测验和理论考试等。具体详见下表。

评价方式	评价内容	比例	评价主体
过程性评价	学习态度	15%	教师评价 学生自评 生生互评
	实验过程及完成报告情况	15%	
	参与教学活动、团队合作	10%	
总结性评价	实验考核	20%	教师评价
	平时测验	10%	
	理论考试	30%	

5.4 课程资源的开发和应用

建立仿真病区，包含护士站、治疗室、无菌与隔离专项操作实训室、模拟病房，备有治疗车、抢救车、仿真模拟病人、各类无菌穿刺包等专科护理技术的实训设备，以满足学生技能训练的需要。定期进入医院病区见习，使学生在真实情境中体验职业感受、进行护患沟通和实施护理操作训练。

建设《成人护理》课程全套教学资源，包括课程标准、授课计划、教学进度、教案、学习情境设计、多媒体教学课件、病案资料、课程考纲、理论试题库、教学视频等。

5.5　其他说明

第四学期 96 学时教学内容为成人护理（内科），第五学期 96 学时教学内容为成人护理（外科）。

本课程标准适用于护理（中本贯通）专业中职阶段。

《母婴护理》课程标准

课程名称：母婴护理
学分/学时：4 学分/64 学时
适用专业：中本贯通护理专业
开课单位：护理学院/母婴儿童护理教研部

1. 前言

1.1 课程简介

本课程是中本贯通护理专业的一门专业必修课程。其任务是让学生掌握母婴护理的基本理论、基本知识、基本技能，运用科学的护理程序，全面评估患者健康状况，发现现存的或潜在的护理问题，做出对应的护理诊断，采取相应的护理措施，全面提高学生的综合能力及素质，为今后能胜任母婴专科护理岗位打好基础。主要内容包括妇女在妊娠期、分娩期和产褥期的生理、常见疾病及其护理，妇科常见病、多发病的护理，计划生育指导以及妇女保健等。

1.2 设计思路

本课程以学生职业岗位需求为导向，根据护理专业涵盖的基本工作任务需要设置。本课程以实际学习任务和工作任务为引领，以母婴的健康为主线，以临床工作一线护士应具备的职业能力，以执业资格考试考纲为依据，按学生职业岗位特点采用递进、并列和流程相结合的结构组合教学内容，通过多媒体课件、讲授、演示、角色扮演、个案分析、技能训练和考核以及医院见习等教学活动组织教学。本课程课时数为 64 学时，在第五学期开设，其中理论课时 54 学时，实践课时 10 学时。

2. 课程目标

2.1 知识教学目标

（1）掌握妊娠期、分娩期、产褥期妇女的护理；
（2）掌握异常妊娠、异常分娩、异常产褥、分娩期并发症的护理评估、护理诊断和护理措施；
（3）理解常见妇科疾病的的护理评估、护理诊断和护理措施；
（4）能指导妇女计划生育的基本知识、开展妇女保健宣教。

2.2　能力培养目标

（1）能够具有对常见产科、妇科妇女的病情变化和护理效果进行思考和解决的能力；

（2）能够将所学知识与临床实践问题相结合临床母婴护理个案综合分析应用；

（3）具有母婴护理常用检查、专科护理技术操作的能力。

2.3　职业素养教育目标

（1）具有母婴护理岗位应有的职业道德和行为习惯，具备母婴护理工作的责任感和使命感，培养爱伤观念；

（2）注重人文关怀，运用沟通技巧，建立良好的护患关系；

（3）具有团队合作精神和应变能力，激发学习热情，培养严谨好学的学习和工作作风。

3. 学时分配

内容	学时		
	理论	实践	合计
女性生殖系统解剖及生理	4	0	4
正常妊娠期孕妇的护理	4	0	4
正常分娩期产妇的护理	4	4	8
正常产褥期产妇的护理	2	4	6
异常妊娠孕妇的护理	6	1	7
妊娠合并症孕妇的护理	2	0	2
异常分娩产妇的护理	4	0	4
分娩期并发症产妇的护理	4	0	4
异常产褥期产妇的护理	2	0	2
妇科护理病历	2	0	2
女性生殖器炎症病妇女的护理	4	0	4
月经失调妇女的护理	4	0	4
女性生殖器肿瘤妇女的护理	4	1	5
妊娠滋养细胞疾病妇女的护理	2	0	2
妇科其他疾病妇女的护理	2	0	2
计划生育与妇女保健	4	0	4
合计	54	10	64

4. 课程内容和要求

序号	学习/工作任务	课程内容及教学要求	教学活动设计	课时
1	女性生殖系统解剖及生理	1. 识记内、外生殖器的解剖，学生能够指认重要的骨性标志 2. 熟悉女性生殖系统生理	**教学活动一　课堂讲解** 复习女性内、外生殖器官的解剖，讲解女性生殖系统生理 **教学活动二　模型观察** 让学生指认骨盆的结构，重要的骨性标志	4

续表

序号	学习/工作任务	课程内容及教学要求	教学活动设计	课时
2	正常妊娠期孕妇的护理	1. 简述妊娠的过程，胎儿附属物的形成及功能 2. 理解妊娠期母体的生理及心理变化；掌握胎产式、胎先露、胎方位的概念 3. 初步掌握妊娠早、中晚期护理评估及监护的主要内容	**教学活动一　课堂讲解** 通过多媒体教学课件，使学生对整个妊娠过程中母体和胎儿的生理变化有一定的认识 **教学活动二　观看录像** 使学生了解产前检查的步骤	4
3	正常分娩期产妇的护理	1. 解释分娩四要素如何影响分娩 2. 了解分娩机制；认识分娩疼痛对分娩的影响；能够对分娩产妇实施整体护理；能够对分娩后的新生儿实施护理 3. 初步掌握三个产程产妇的护理	**教学活动一　课堂讲解** 通过多媒体课件的教学，使学生对分娩期妇女的护理有明确的认识 **教学活动二　观看录像** 通过观看正常分娩的录像，使学生对整个分娩过程有一定的感性认识 **教学活动三　新生儿沐浴操作** 通过示教、分组练习，学会新生儿沐浴	8
4	正常产褥期产妇的护理	1. 描述产褥期产妇的生理与心理特征；能够对产褥期产妇实施整体护理 2. 对产妇实施整体护理，进行有效地母乳喂养护理	**教学活动一　课堂讲解** 通过多媒体课件的教学，讲解产褥期产妇的生理和心理特征 **教学活动二　会阴擦洗操作** 通过示教、分组练习，学会会阴擦洗	6
5	异常妊娠孕妇的护理	1. 解释流产、异位妊娠、妊娠期高血压疾病、早产、前置胎盘、胎盘早剥、过期妊娠、羊水过多的概念 2. 运用护理程序对流产、异位妊娠、妊娠期高血压疾病、早产、前置胎盘、胎盘早剥的孕妇进行整体护理	**教学活动一　课堂讲解** 讲解如何运用护理程序对流产、异位妊娠、胎盘早剥等孕妇进行整体护理 **教学活动二　病例讨论** 1. 通过病例讨论，让学生制订出一份妊娠高血压疾病护理计划 2. 通过病例分析，让学生总结妊娠早期、晚期出血性疾病病人的护理措施	7
6	妊娠合并症妇女的护理	1. 简述妊娠、分娩与心脏病、贫血、妊娠合并糖尿病的相互影响 2. 为妊娠合并心脏病孕妇提供护理措施	**教学活动一　课堂讲解** 通过多媒体教学课件，使学生能了解妊娠、分娩与心脏病、贫血和糖尿病的相互影响 **教学活动二　病例讨论** 通过病例讨论，制定妊娠合并症病人的护理措施	2
7	异常分娩产妇的护理	1. 简述子宫收缩力异常的分类及骨产道异常和胎位异常的常见类型 2. 阐述产力、产道、胎儿异常对母儿的影响及三者间关系；叙述异常分娩产妇的评估要点	**教学活动一　课堂讲解** 运用 PPT 课件，介绍异常分娩的常见类型、异常分娩产妇的护理评估要点 **教学活动二　病例讨论** 通过病例讨论，制订异常分娩产妇的护理措施	4
8	分娩期并发症产妇的护理	1. 简述胎膜早破及临床护理。解释产后出血、羊水栓塞的概念 2. 说出产后出血、子宫破裂的病因；叙述产后出血、子宫破裂的护理评估 3. 说出羊水栓塞的原因和预防，了解抢救配合措施	**教学活动一　课堂讲解**通过多媒体课件，讲解胎膜早破、产后出血、羊水栓塞和子宫破裂，使学生对分娩期并发症产妇的护理有明确的认识 **教学活动二　病例讨论** 1. 病例讨论，拟定一份产后出血产妇的护理计划 2. 讨论羊水栓塞和子宫破裂的预防方法	4

序号	学习/工作任务	课程内容及教学要求	教学活动设计	课时
9	异常产褥期产妇的护理	1. 解释产褥感染、晚期产后出血的概念 2. 说出产褥感染、乳腺炎的病因 3. 对异常产褥产妇进行护理评估，并能进行女性对症护理	**教学活动一　课堂讲解** 通过对产褥感染、晚期产后出血概念的讲解，让学生掌握异常产褥期产妇的护理 **教学活动二　病例讨论** 通过病例分析，拟定一份产褥感染产妇的护理计划	2
10	妇科护理病历	1. 了解妇科护理病史的特点 2. 学会月经史和婚育史的记录方法 3. 说出妇科体格检查的基本要求，能进行妇科检查的护理配合 4. 初步掌握妇科常用特殊检查的护理配合	**教学活动一　课堂讲解** 通过多媒体教学课件，使学生对妇科护理病史的特点、月经史和婚育史的书写法、妇科体格检查和常用的特殊检查有一定的认识 **教学活动二　观看录像** 了解妇科检查的步骤和注意事项	2
11	女性生殖器炎症疾病妇女的护理	1. 对常见女性生殖器炎症疾病妇女进行整体护理 2. 初步掌握三种阴道炎的病情观察及治疗配合、护理措施 3. 熟悉慢性宫颈炎物理治疗及术后护理 4. 对慢性宫颈炎、盆腔炎妇女进行健康宣教	**教学活动一　课堂讲解** 通过多媒体课件讲解常见女性生殖器炎症的致病因素、身心状况、治疗和护理措施 **教学活动二　观看录像** 通过观看录像，使学生对慢性宫颈炎及物理治疗有一定的感性认识	4
12	月经失调妇女的护理	1. 了解月经的调节机制 2. 初步掌握功血、闭经、痛经、围绝经期综合征的概念 3. 初步掌握月经失调的治疗原则和护理措施	**教学活动一　课堂讲解** 通过多媒体课件解释月经的调节机制、月经失调的致病因素、身心状况、治疗和护理措施 **教学活动二　病例讨论** 通过病例讨论，让学生进一步认识月经失调妇女的护理	4
13	女性生殖器肿瘤妇女的护理	1. 对常见女性生殖器肿瘤妇女进行整体护理 2. 初步掌握女性生殖器肿瘤早期症状和子宫内膜异位症临床表现的观察 3. 熟练掌握女性生殖器官肿瘤及子宫内膜异位症妇女的护理	**教学活动一　课堂讲解** 通过多媒体课件介绍常见女性生殖器肿瘤的致病因素、身心状况、治疗和护理措施 **教学活动二　病例讨论** 通过病例讨论，让学生能自己制订出整体护理计划	5
14	妊娠滋养细胞疾病妇女的护理	1. 说出妊娠滋养细胞疾病的病理改变 2. 比较滋养细胞疾病的区别 3. 初步掌握葡萄胎妇女的健康教育和随访指导 4. 对化疗妇女实施护理	**教学活动一　课堂讲解** 通过多媒体课件解释妊娠滋养细胞疾病的致病因素、身心状况、治疗和护理措施及健康教育 **教学活动二　病例讨论** 通过病例讨论，让学生进一步认识滋养细胞疾病技能对妇女实施整理护理	2
15	妇科其他疾病妇女的护理	1. 理解子宫内膜异位症和子宫腺肌症的临床特点	**教学活动一　课堂讲解** 通过多媒体课件介绍子宫内膜异位症和子宫腺肌症的临床特点，不孕	2

序号	学习/工作任务	课程内容及教学要求	教学活动设计	课时
15	妇科其他疾病妇女的护理	2. 了解不孕症的辅助检查方法、体外受精、胚胎移植、配子输卵管内移植、配子宫腔内移植和辅助生殖技术的并发症 3. 进行不孕症及辅助生殖技术的护理配合 4. 对子宫脱垂进行分度，说出发生子宫脱垂的主要原因	症的病因及发病机制和人工受精技术，子宫脱垂的概念、病因和分度 **教学活动二　观看录像** 通过观看录像，使学生对辅助生育技术有一定的认识，并掌握手术的术中配合和术后护理	2
16	计划生育与妇女保健	1. 叙述工具和药物避孕的原理 2. 说出各种避孕措施的实施方法及护理措施 3. 对育龄妇女进行计划生育指导 4. 简述人工终止妊娠妇女的护理 5. 了解妇女保健工作的目的、意义、组织结构和工作方法 6. 掌握妇女病普查普治及劳动保护	**教学活动一　课堂讲解** 通过 PPT 课件讲解，使学生掌握各种避孕措施的实施方法及护理措施；了解妇女保健工作的目的、意义、组织结构和工作方法并掌握妇女病普查普治及劳动保护 **教学活动二　观看录像** 通过观看录像，使学生对计划生育的各种方法和措施有一定的了解	4

5. 教学实施

5.1　教材选用

本课程采用的教材为全国中等卫生职业教育卫生部"十二五"规划教材、高等教育出版社戴鸿英、简雅娟主编的《母婴护理》。

本着"贴近学生、贴近岗位"的基本原则，以学生认知规律为导向，以培养目标为统领，紧扣教学大纲，结合护士执业资格考试的"考点"，准确把握编写内容，力求体现"以就业为导向，以能力为本位，以发展技能为核心"的职业教育培养理念，使学生在各种教学活动中领会临床护理的思维与工作程序，掌握分析问题、解决问题的能力与常用实践操作技能。

5.2　教学方法与手段

《母婴护理》的教学内容包括基础理论知识和母婴护理技术操作两部分。在教学中，将培养学生职业岗位适应能力作为核心目标，采用"任务引领"、"教-学-做一体"的教学方法。通过提供临床案例、设定仿真情境，让学生进行小组讨论、角色扮演、情景模拟，同学间相互指导和进一步的总结、交流，同时注重教师对学生进行个别指导，使学生通过参与教学活动促进学习兴趣的提高，并训练其发现问题和解决问题的能力；并将对学生职业素质、沟通能力、礼仪修养等人文素养的培养贯穿整个教学过程。以现有教学资源为基础，充分利用多媒体课件、视频录像等教学手段，促进教学效果。

5.3　教学评价

本课程采用过程性评价和总结性评价相结合，师生共同参与的多元化课程评价模式。过程性评价占总评成绩的 30%，其评价内容主要包括学习态度、实验过程及完成报告情况和参与教学活动、团队合作等；总结性评价占总成绩的 70%，其评价内容主要包括实验考核、平时测验和理论考试等。具体详见下表。

评价方式	评价内容	比例	评价主体
过程性评价	学习态度	10%	教师评价
	实验过程及完成报告情况	10%	学生自评
	参与教学活动、团队合作	10%	学生互评
总结性评价	实验考核	20%	教师评价
	平时测验	10%	
	理论考试	40%	

5.4　课程资源的开发和应用

充分利用学校实训中心，包含产房、新生儿沐浴室、母婴同室、模拟病房，备有治疗车、抢救车、仿真模拟产妇及病人等专科护理技术的实训设备，以满足学生技能训练的需要。定期进入医院病区见习，使学生在真实情境中体验职业感受、进行护患沟通和实施专科护理。

充分利用《母婴护理》教学资源，包括课程标准、授课计划、教学进度、教案、学习情境设计、多媒体资料、病案资料、课程考纲、理论试题库、习题及答案、实训技能库、教学视频等。

5.5　其他说明

本课程标准适用于护理（中本贯通）专业中职阶段。

《儿童护理》课程标准

课程名称：儿童护理
学分/学时：3 学分/48 学时
适用专业：中本贯通护理专业
开课单位：护理学院/母婴儿童护理教研部

1. 前言

1.1 课程简介

本课程是中本贯通护理专业的一门专业必修课，同时也是在生命周期理论指导下设置的护理专业核心课程。其任务是让学生掌握从新生儿至青春期儿童的生长发育、卫生保健、疾病预防和临床疾病护理的相关知识；掌握护理不同年龄段儿童的基本技能；学会运用护理程序和专业护理技术为儿童及其家庭实施个性化的整体护理；具备护理岗位应有的职业道德和岗位技能，为将来从事儿科护理或实施社区儿童保健工作打下基础。主要内容包括儿童生长发育规律和评估要点；儿童的营养和预防保健知识；儿童常见疾病的护理知识和相关护理技术操作；儿童急症的急救护理和医疗配合；以及儿童常见传染病的护理和隔离措施等。

1.2 设计思路

本课程从整体护理概念出发，通过任务驱动、服务驱动来展开知识、技能的教学活动。突出在"做中学"、在"学中做"的儿童护理教学活动，使学生具备良好的职业素质和职业情感；具有较强的护理实践技能及必备的护理基本知识；善于沟通，并能灵活运用儿童护理知识、专科护理技术和沟通技能对儿童及其家属进行护理与健康指导。本课程经职业能力分析，以实际学习任务和工作任务为引领，以儿童护理基本知识和技能为主线，以儿科护理岗位应具备的职业能力和执业资格要求为依据，采用递进、并列和流程相结合的结构组织教学内容，并通过理论讲授、PBL、情景模拟、角色扮演、操作演示和一体化实训等教学活动组织教学。本课程课时数为48学时，在第六学期开设。

2. 课程目标

本课程通过护理专业工作岗位的任务引领必需的知识点和实际操作技能，让学生在完成工作任务的过程中学习相关理论知识和技能，培养学生的综合职业能力，为成为合格的执业护士奠定扎实的基础，满足学生职业生涯可持续发展的需要。具体要求详见以下教学目标。

2.1　知识教学目标

（1）掌握儿童护理的护理理念和相关概念；

（2）掌握不同年龄儿童的生理、心理特点；熟知儿童生长发育规律及影响生长发育的因素；熟悉各年龄期儿童的保健措施和疾病预防要点；

（3）掌握儿童常见疾病的典型临床表现、医学相关知识以及护理要点；

（4）掌握儿科急危重症患儿的急救知识和医疗配合程序；

（5）具备参加初级执业护士资格考试必备知识和技能。

2.2　能力培养目标

（1）能够运用护理程序与护理技能对儿童的健康问题、疾病问题提供个性化护理服务；

（2）具备对儿童、家长及社区群体进行儿童保健指导和健康宣教的能力；

（3）能运用专科操作技能对不同年龄儿童提供有效的护理措施及自我护理指导；

（4）具备良好的人际沟通能力和协作能力。

2.3　职业素养教育目标

（1）具有护理岗位应有的职业道德和护理研究的伦理道德，匹配护士角色人格的要素特质；

（2）具有"以儿童健康为中心"的护理理念，能理解整体护理的科学内涵；

（3）具有关爱儿童、珍爱生命，具有高度的责任心、爱心、耐心及奉献精神；

（4）具备刻苦勤奋、严谨求实的学习态度。

3. 学时分配

内容	学时		
	理论	实践	合计
生长发育评估与指导	4	2	6
小儿营养与喂养指导	2	2	4
健康小儿的护理	2	0	2
患病儿童的护理	2	2	4
正常与异常新生儿的护理	6	1	7
儿童各系统常见疾病护理	16	4	20
急危重症患儿的评估与急救	2	1	3
儿童常见传染病的预防与护理	2	0	2
合计	36	12	48

4. 课程内容和要求

序号	学习/工作任务	课程内容及教学要求	教学活动设计	课时
1	生长发育评估与指导	1. 掌握儿童护理的护理理念和相关概念 2. 了解小儿生长发育的规律及其影响因素 3. 掌握小儿体格生长的各项指标及其临床意义 4. 了解小儿神经、心理发展规律 5. 熟练施行不同年龄儿童的生长发育评估，并对个体、家庭、社区提供保健指导与卫生宣教	**教学活动一　课堂讲授** 通过讲授使学生了解儿童护理的任务与范畴、核心理念、以及相关概念 **教学活动二　视频演示** 通过教学视频演示小儿的体格、语言、运动、心理等方面的生长发育过程 **教学活动三　示教操作** 示教小儿生长发育测量与评估技术，使学生能对小儿的生长发育状况做出初步的判断和评价，并拟定健康指导内容	6
2	小儿营养与喂养指导	1. 了解小儿能量与营养需要的特点 2. 能针对不同年龄儿童选择合适的喂养方法 3. 掌握食物转换的原则与顺序 4. 能熟练施行小儿营养状况的评估与喂养指导	**教学活动一　课堂讲授** 通过讲授使学生了解小儿能量与营养需要的特点；知晓各种婴儿喂养方式的优缺点；掌握正确的婴儿喂养方式 **教学活动二　视频演示** 结合教学视频，使学生进一步掌握婴幼儿喂养的具体步骤和方法 **教学活动三　示教操作** 示教乳瓶喂乳和辅食制作，展开模拟喂养实践 **教学活动四　案例分析** 使用预设的营养不良患儿案例，通过案例讨论、案例分析、角色扮演等方式锻炼学生综合运用知识解决临床问题的能力	4
3	健康小儿的护理	1. 掌握各个年龄期儿童的特点和保健重点 2. 了解促进儿童健康成长的各种保健措施 3. 熟练掌握各年龄段儿童的计划免疫内容，正确实施预防接种	**教学活动一　课堂讲授** 通过讲授使学生知晓各个年龄期儿童的生理、心理特点和与之相应的保健措施 **教学活动二　视频演示** 通过教学视频演示临床预防接种实景和过程；演示婴儿抚触、三浴锻炼、主被动操的操作流程	2
4	患病儿童的护理	1. 掌握患病儿童的常见症状和评估要点 2. 了解住院儿童的心理护理重点 3. 掌握与不同年龄小儿沟通的技巧和方法 4. 熟悉患病儿童的出入院和住院护理常规内容	**教学活动一　课堂讲授** 通过讲授使学生知晓患病儿童的常见症状和评估内容；住院儿童常见的身心反应，以及儿科临床护理常规内容 **教学活动二　视频演示** 通过教学视频演示儿科护理评估方法和步骤 **教学活动三　案例分析** 使用预设的患病儿童案例，通过讨论、分析、纠错等方式锻炼学生的临床护理思维	4
5	正常与异常新生儿的护理	1. 熟悉新生儿的分类和高危新生儿的概念 2. 掌握正常足月新生儿的特点和护理要点 3. 掌握早产儿的各项潜在危险与护理措施	**教学活动一　课堂讲授** 通过多媒体、演示等教学手段使学生知晓新生儿的分类和高危新生儿的界定；正常足月新生儿与早产儿的外表和生理差异；熟知常见的新生儿疾病的临床特征和评估要点，以及有针对性的专科护理措施	7

序号	学习/工作任务	课程内容及教学要求	教学活动设计	课时
5	正常与异常新生儿的护理	4. 掌握新生儿常见疾病的临床特征和评估要点 5. 熟练掌握大纲要求的新生儿护理技术	**教学活动二　视频演示** 通过教学视频演示新生儿黄疸、新生儿窒息、新生儿败血症等临床护理实景 **教学活动三　示教操作** 示教婴儿盆浴、更换尿布、光疗护理、暖箱护理等新生儿常用护理操作技术 **教学活动四　案例分析** 通过预设案例的讨论与分析，使学生能识别新生儿常见疾病的临床特征并制定护理措施	7
6	儿童各系统常见疾病护理	1. 熟知儿童呼吸、消化、循环、血液、泌尿、神经系统的解剖、生理特点和健康评估要点 2. 掌握儿童各系统常见疾病的临床特征 3. 掌握儿童各系统常见疾病的评估要点，并制订有效的护理措施 4. 能"以儿童及其家庭为中心"制定健康教育和康复指导	**教学活动一　课堂讲授** 通过多媒体、演示等教学手段使学生知晓儿童呼吸、消化、循环、血液、泌尿、神经系统的解剖、生理特点；熟悉儿童时期的各系统常见疾病的临床特征，通晓相关的医学知识 **教学活动二　视频演示** 通过教学视频演示佝偻病、小儿肺炎、小儿腹泻、缺铁性贫血、急性肾炎、肾病综合征、化脓性脑膜炎等临床护理实景 **教学活动三　示教操作** 示教小儿口服给药、吸氧法、拍背排痰法、体位引流、口腔清洁法、臀红护理、液体疗法、小儿留尿标本法等常用护理操作技术 **教学活动四　案例分析** 通过预设案例的讨论与分析，使学生能识别儿童常见疾病的临床特征并制订护理措施 **教学活动五　病房见习** 每个学生将课程学习过程结合临床见习运用所学知识为患病儿童及其家庭提供护理指导与健康宣教	20
7	急危重症患儿的评估与急救	1. 了解小儿惊厥、急性颅内压增高的原因和相关医学背景知识 2. 掌握小儿惊厥、急性颅内压增高的临床特征 3. 掌握小儿惊厥、急性颅内压增高的评估要点，并制定有效的护理措施 4. 能协助医生进行急救处理的配合及应急处理能力	**教学活动一　课堂讲授** 通过多媒体、演示等教学手段使学生知晓小儿惊厥、急性颅内压增高的临床特征，通晓相关的医学知识 **教学活动二　视频演示** 通过教学视频演示小儿惊厥、急性颅内压增高的临床护理实景 **教学活动三　示教操作** 示教小儿惊厥应急处置技术 **教学活动四　案例分析** 通过预设案例的讨论与分析，使学生能识别不同年龄患儿发生惊厥时的临床特征并制订护理措施	3

续表

序号	学习/工作任务	课程内容及教学要求	教学活动设计	课时
8	儿童常见传染病的预防与护理	1. 熟悉儿童常见传染病的类型与临床特征 2. 掌握典型麻疹、猩红热、水痘、流行性腮腺炎的隔离、消毒及护理措施 3. 能识别乙型脑炎、中毒性菌痢等重症传染病患儿，并协助医生进行急救处理的配合	**教学活动一 课堂讲授** 通过多媒体、演示等教学手段使学生知晓儿童常见传染病的类型与临床特征，通晓相关的医学知识 **教学活动二 视频演示** 通过教学视频演示麻疹、乙脑等的临床护理实景 **教学活动三 案例分析** 通过预设案例的讨论与分析，使学生能识别常见儿童传染病的临床特征并制订护理措施	2

5. 教学实施

5.1 教材选用

本课程推荐使用教材为：高凤，张宝琴. 儿科护理. 第 3 版. 北京：人民卫生出版社，2015.

本着"依据教材，又不拘泥于教材"的原则，建议学生参考以下资料：

· 张玉兰. 儿科护理学. 第 3 版. 北京：人民卫生出版社，2014.

· 崔焱. 儿科护理学. 第 5 版. 北京：人民卫生版社. 2012.

· 张静芬. 儿科护理学. 第 2 版. 北京：科学出版社，2013.

· 中国护士网（http：//www.nursesky.com）

· 中华医学会（http：//www.cma.org.cn）

· 教育部高职高专护理专业教学资源平台（www.cchve.com.cn）

5.2 教学方法与手段

依据课程体系及《儿童护理》课程标准的内涵，在教学中，探索建立以学生为主体、以教师为主导、以岗位胜任能力为核心、以育人为目的的多样化、个性化教学方法。

（1）精讲点拨法 教师以"引"、"探"为手段，对重要知识的精讲点拨。"引"即教师利用学生已有的知识启发其思考，揭露新旧知识矛盾，指明方向。"探"即学生借助已有的知识主动观察、思考、探索、发现问题，解决矛盾，实现新旧知识的转化，达成学习目标。

（2）案例教学法 通过预设的临床典型案例，在讨论和分析病案的临床表现、辅助检查结果、医生的诊断之后，结合所学的知识，提出护理诊断和护理方案。鼓励学生积极参与讨论与互动，培养学生的独立思考和解决问题的能力，从而使学生以后能够更好的适应岗位需求。

（3）情境教学法 情境教学要求教师在教学过程中有目的地引入或创设具有一定情

绪色彩的、以形象为主体的生动具体的教学情景，引导学生借助情景中的各种资料去发现问题、形成问题、解决问题，并学会将此技巧延伸应用到实际工作当中。本课程应用情境教学法的着眼点是儿科护理的核心技能（护理评估）的培养。

（4）**虚拟演示法** 随着越来越多的 3D 技术和模拟病人应用于医学教育中，虚拟演示法解决了护理学生难以在真实患儿身上进行探索学习的难题。虚拟演示法以其直观、生动、循环往复、低风险、有限成本的优势越来越多地应用于护理教育中。

（5）**临床实践**（含见习、实习） 组织学生到儿科医疗机构，在带教老师的指导下观察患儿的临床表现；分析疾病的原因；提出护理相关问题；寻求解决护理问题的方法。在临床实践活动中完成儿童护理理论与岗位实践的衔接，见习儿科基本护理的操作，获得儿科基本护理技术所需的职业能力。

5.3 教学评价

本课程采用过程性评价和总结性评价相结合，师生共同参与的多元化课程评价模式。过程性评价占总评成绩的 20%，其评价内容主要包括学习态度、作业完成情况和参与教学活动、团队合作情况；总结性评价占总评成绩的 80%，其评价内容主要包括操作考核、平时测验和理论考试。具体安排详见下表。

评价方式	评价内容	比例	评价主体
过程性评价	学习态度	5%	教师评价 学生自评 学生互评
	作业完成情况	5%	
	参与教学活动、团队合作	10%	
总结性评价	操作考核	15%	教师评价
	平时测验	15%	
	理论考试	50%	

5.4 课程资源的开发和应用

（1）**教材编写** 优先使用国家卫计委的规划教材，如人民卫生出版社《儿科护理》等。同时以提高学生素质为核心，以培养学生能力为重点，根据工学融合的教学模式、知识传授-实训操作-实习实践教学链式的课程结构，组织编写配套中本贯通护理的教材。教材内容与全国初级执业护士资格考试的要求对接，以学习项目情景为单元，将技能实训与临床工作实际任务相联系，注重对小儿心理、情感发育问题的干预和认知行为问题的护理，强调护理人文的渗透，达成中本贯通护理专业的人才培养目标。

（2）**相关资源建设** 《儿童护理》课程基于课程教学设计，充分考虑儿科教学实施要求，形成以儿科教学项目情景为单元的配套教学资源：主要包括教学仪器库、文献库、图片库、多媒体资源库、视频资源库、教学案例库和试题库。充分利用教育部高职高专护理专业教学资源云平台，为教师、学生提供无时间限制、直观的虚拟化学习环境。充分利用课程资源、网络资源，搭建多维、动态、活跃、模拟场景的课程训练平台，充分调动学生学习主动性和积极性，使教学内容从单一化向多元化转化，使学生知识和能力的拓展成为可能。

（3）**实训条件和基地建设**　充分利用院校合作的实习基地，如上海市儿童医学中心、上海市儿科医院、上海市儿童医院、上海市新华医院等，满足学生见、实习的需要，并注意职业能力的发展，使院校合作平台的资源成为理论与实践的一体化教学。校内护理实训中心的儿科护理模拟实训室，开设课间儿科护理实训，满足学生综合职业能力培养的要求。

5.5　其他说明

本课程标准适用于护理（中本贯通）专业中职阶段。

《中医基础》课程标准

课程名称： 中医基础
学分/学时： 1学分/16学时
适用专业： 中本贯通护理专业
开课单位： 护理学院/老年社区护理教研部

1. 前言

1.1 课程简介

本课程是中职护理专业的一门任选课（专业拓展）课程。其任务是让学生学习中医基础理论知识和中医护理技术。主要内容包括：中医基础理论、中医诊断、用药护理、腧穴基本知识和推拿法、拔罐法基本技能。通过本课程的学习，使学生能够理解中医整体观念，初步实施辨证施护，正确进行用药护理，初步运用推拿、拔罐等中医护理技能来处理护理工作中的常见病证。为今后进一步学习中医，进行中西医结合护理工作打下基础。

1.2 设计思路

本课程以学生职业岗位需求为导向，根据护理专业涵盖的基本工作任务需要设置。本课程经职业能力分析，以实际学习任务和工作任务为引领，以中医基本理论、基本知识和基本技能为主线，以护士应具备的职业能力为依据，课程设计主要按学生就业岗位的特点采用递进式的结构组合教学内容，通过多媒体课件、病案讨论、观察舌象、技能训练等教学活动组织教学，从而培养学生初步具备从事护理专业领域实际工作的能力及基本操作技能。本课程建议课时数为16学时。

2. 课程目标

通过护理工作岗位的任务引领必需的知识点和实际操作技能在教学活动中建立起工作任务与知识技能的联系，并具备初步的护理工作职业技能，使学生能够达到以下要求。

2.1 知识教学目标

（1）熟悉中医学的基本概念、基本理论和基本规律；
（2）掌握中医望诊的基本方法和八纲辨证的要点；

（3）熟悉中药的煎服方法和护理要点；

（4）掌握常用腧穴的定位和主治要点以及推拿、拔罐的基本方法。

2.2 能力培养目标

（1）初步运用中医四诊和八纲辨证进行辨证施护；

（2）能运用穴位按摩法、拔罐法等基本技能来处理护理工作中的常见病证；

（3）能指导病患正确地煎服中药；

（4）能够运用中医养生学的基本方法进行中医保健宣教工作，指导病人进行生活起居、情志以及饮食的调护。

2.3 职业素养教育目标

（1）了解中医护理的思维过程，明确中医和西医在护理思维方法上的异同；

（2）理解中医学丰富的文化内涵以及人文精神，激发学生对传统中医文化的兴趣，提高医学生的传统文化素质；

（3）培养辩证唯物主义的世界观，树立实事求是的科学态度。关心、爱护、尊重病患，养成良好的职业素质和和细心严谨的工作作风。

3. 学时分配

内容	学时		
	理论	实践	合计
中医基础理论	2		2
四诊	2		2
八纲辨证	1	1	2
中药用药护理		1	1
中医护理方法和养生	1	1	2
腧穴	2	1	3
推拿、拔罐法		2	2
机动	2		2
合计	10	6	16

4. 课程内容和要求

序号	学习/工作任务	课程内容及教学要求	教学活动设计	课时
1	中医基础知识的认知与解读	1. 阐明中医学的基本特点 2. 能运用阴阳理论，脏腑、气血理论解释中医学的正常人体观 3. 能叙述常见致病因素	**教学活动　课堂讲解** 通过多媒体等教学手段进行课堂讲解，突出中医学的基本特点，理解辨证施护的内涵，通过呈现典型案例，分析中医学的正常人体观及常见致病因素	2
2	中医护理评估	1. 能描述望神的内容，解释得神、少神、失神和假神的临床表现。	**教学活动一　课堂讲解**	2

续表

序号	学习/工作任务	课程内容及教学要求	教学活动设计	课时
2	中医护理评估	2. 能描述正常面色、辨别正常面色和五种病色并解释其临床意义 3. 能描述望舌的方法，辨别正常舌象和异常舌象，并解释其临床意义	通过多媒体等教学手段展示得神、少神、失神和假神病人的图片和视频，使学生能识别得神、少神、失神和假神的临床表现，培养学生独立观察病情变化能力 **教学活动二　面色、舌象辨别** 通过多媒体课件展示正常面色以及病理性面色、正常舌象以及病理性舌象照片，使学生学会辨识正常舌象和病理性舌象，明确舌诊对于饮食调护的指导意义	
3	中医护理诊断	1. 描述八纲辨证中的各证型的临床表现特点 2. 阐明表里、寒热、虚实证的鉴别要点 3. 运用八纲辨证分析常见病证	**教学活动一　课堂讲解** 通过多媒体等教学手段讲解表里、寒热、虚实、阴阳辨证的临床表现和特点 **教学活动二　模拟病案讨论** 设计典型病例，分组进行病例讨论，要求学生能用八纲辨证的方法来分析病例	2
4	中药用药护理	能叙述中药汤剂的煎煮法和服用方法	**教学活动一　课堂讲解** 通过多媒体课件讲解和视频展示中药煎服方法 **教学活动二　角色扮演** 学生两人一组，分别扮演护患双方，轮流进行中药汤剂煎服法的宣讲	1
5	中医护理与养生方法	能叙述中医生活起居护理、情志护理和饮食护理以及养生的基本原则和方法	**教学活动一　课堂讲解** 通过多媒体课件讲解中医护理与养生的基本方法 **教学活动二　小组讨论** 设计典型案例，让学生讨论如何对患者实施生活起居护理、情志护理以及饮食护理	2
6	腧穴的认知	1. 能描述腧穴的概念、分类和作用 2. 能描述常用腧穴的定位方法和主治要点	**教学活动一　课堂讲解** 通过多媒体等教学手段讲解腧穴的概念、分类和作用以及腧穴定位、主治要点 **教学活动二　相互点穴** 演示取穴方法和腧穴定位，教会学生正确取穴并说出腧穴的主治要点	3
7	中医护理技术	1. 能描述推拿法的适应证及常用推拿手法 2. 能运用推法、拿法、按法、揉法、摩法等操作手法处理常见病证 3. 能描述拔罐法的作用和适应证 4. 能示范拔罐法（闪火法）的操作步骤	**教学活动一　课堂讲解** 通过多媒体等教学手段讲解和演示常用推拿手法及拔罐法操作程序 **教学活动二　操作训练** 在教师指导下，学生间能相互进行推法、拿法、按法、摩法等操作以及拔罐操作训练	2
8		复习、考试		2

5. 教学实施

5.1 教材选用

本课程选用教材为卫生部"十二五"规划教材——封银曼，马秋平. 中医护理. 北京：人民卫生出版社，2015。教材内容与全国执业护理资格考试的相关知识与专业实践能力接轨，突出实用性、前瞻性，以学习项目情景为单元，将中医护理技能实训与临床工作实际任务相联系，使学生能得到相应级别中医护理技术职务要求的水平与能力。这样较好地满足了课程特色为岗位需求服务的根本要求，具有较强的科学性和实践性。

建议学生在自学时参考以下资料：

·申惠鹏. 中医护理. 北京：人民卫生出版社，2008.

·陈建章. 中医护理. 北京：人民卫生出版社，2010.

·韦绪性. 中医护理. 北京：中国中医药出版社，2013.

·杨频. 中医特色护理技术. 北京：中国中医药出版社，2015.

5.2 教学方法与手段

（1）项目驱动、任务引领 将传统的教学内容分解为不同的项目，每个项目的学习都是通过任务引领，学生课前领取任务，通过课前自学、教师课堂讲解及小组讨论，完成任务。最后就学生完成任务情况进行老师点评、学生互评。从而一改传统的单向灌输式教学方法，使学生充分参与到教学活动，从而调动学生学习的积极性，教、学、做相结合，以强化学生的自学能力、分析问题、解决问题的能力。

（2）启发式教学 中医基础理论是中医护理理论和方法的基石，因其门槛较高，深奥抽象，初学时学生常感理解困难，所以在教学过程中必须做到深入浅出，关注学员原有认识对学习的影响，尽最大可能借助各种教育资源，比如应充分利用一些自然现象、著名的历史典故以及身边的典型生动的事例唤起学生学习的积极性，启迪思维，引导其主动构建知识。

（3）情境教学 通过模拟护理岗位的工作内容，使学生分别角色扮演护患双方，如采集病情资料、中医保健健康宣教以及护理技能实训等内容通过模拟情景和角色扮演等方法可以激发学生的学习兴趣，活跃课堂气氛，提高课堂参与意识，并锻炼其交流沟通能力，加深学生对知识的理解和记忆，更有效地掌握相关技能。从而既能激发同学们的学习激情，又使学生更能适应以后的工作岗位需要。

（4）案例教学 收集和教材内容相贴近的典型病例，通过对病例的分析，能强化学生对理论知识的认知和理解，如八纲辨证，通过案例分析，能十分有效地帮助学生领会辨证规律，为辨证施护打下坚实基础。既培养学生独立思考和解决问题的能力，也巩固所学的知识。从而使学生以后能够更好的适应岗位需求。

（5）参与互动式教学 在教学中充分调动学生的学习积极性，如经常在教学中采用设问句式，提出问题引发学生积极思考，安排小组讨论，使人人能够动脑、动口，充分参与到课堂活动中来，变被动学习为主动学习。学生通过讨论，进行合作学习，相互沟通、相互合作，共同负责，从而达到共同的目标。通过开展课堂讨论，培养学生思维表达能力，增强集体荣誉感以及团队协作能力。

5.3　教学评价

本课程采用过程性评价和总结性评价相结合，师生共同参与的多元化课程评价模式。过程性评价占总评成绩的 30%，其评价内容主要包括学习态度、实验过程及完成报告情况和参与教学活动、团队合作等；总结性评价占总评成绩的 70%，其评价内容主要包括实验考核、平时测验和理论考试等。具体安排详见下表。

评价方式	评价内容	比例	评价主体
过程性评价	学习态度	10%	教师评价 学生自评 学生互评
	实验过程及完成报告情况	10%	
	参与教学活动、团队合作	10%	
总结性评价	实验考核	20%	教师评价
	平时测验	10%	
	理论考试	40%	

5.4　课程资源的开发和应用

（1）充分利用学校资源库平台如精品课程的教学资源，包括课程标准、授课计划、教学进度、教案、多媒体资料、试题库、教学视频等，让学生在课余时间能够上网自学、预习和复习。

（2）充分利用校外网络资源，如慕课、微课平台，通过多维、动态、活跃、模拟场景的课程训练平台，充分调动学生学习主动性和积极性，使教学内容从单一化向多元化转化，使学生知识和能力的拓展成为可能。

（3）实训条件和基地建设　充分利用院校合作的实习基地（综合医院与专科医院）、满足学生见习、实习的需要，并注意学生职业能力的发展，使院—校合作平台的资源成为理论与实践的一体化教学。校内护理实训中心，开设课间实训，满足培养学生综合职业能力的要求。

5.5　其他说明

本课程标准适用于护理（中本贯通）专业中职阶段。

《中医中药常识》课程标准

课程名称：中医中药常识
学分/学时：1 学分/16 学时
适用专业：中本贯通护理专业
开课单位：护理学院/老年及社区护理教研部

1. 前言

1.1 课程简介

本课程是中职护理专业的一门专业选修课。其任务是让学生能够掌握中医药学的基本知识，中药用药禁忌、汤剂煎服等实用技能，熟悉常用中药、方剂及中成药应用。能够具备一定的运用中医药学基本知识，指导合理选用中药、中成药的能力。具有护理岗位应有的职业道德，科学工作态度和严谨细致的专业学风。本课程主要内容包括：中药基础知识、常用中药和常用方剂及中成药。

1.2 设计思路

本课程以学生学习为中心，以岗位需求为核心，以职业标准为导向，以能力培养为目标。根据职业岗位工作中的典型工作任务的能力需求，根据护理专业涵盖的基本工作任务需要设置。本课程经职业能力分析，以实际学习任务和工作任务为引领，以常用中医药学的基本知识和常用中药为主线，以护理专业人员应具备的职业能力为依据，按学生职业岗位特点采用递进、并列和流程相结合的结构组合教学内容，通过多媒体课件、病案讨论、技能训练等教学活动组织教学，从而培养学生初步具备从事护理专业领域实际工作的能力及基本操作技能。本课程总课时数为 16 学时，在第六学期开设。

2. 课程目标

通过护理工作岗位的任务引领必需的知识点和实际操作技能在教学活动中建立起工作任务与知识技能的联系，并具备初步的护理工作职业技能。

2.1 知识教学目标

（1）掌握中医药学的基本理论知识，掌握用药禁忌、汤剂煎服等知识技能；
（2）熟悉常用中药的名称、主要功效、用法用量及使用注意。熟悉常用方剂的功效主治、使用注意；

（3）了解常用中药来源，采制实践、炮制意义及处方应对等内容。

2.2　能力培养目标

（1）能够熟练识别常用中药饮片，通过分析常用中成药处方，培养学生药品经营和管理能力；

（2）具有一定的运用中医药学基本知识，指导合理选用中药、中成药的能力；

（3）具有学习和更新药理知识的能力及运用药理知识独立思考、分析和解决实际问题的能力。

2.3　职业素养教育目标

（1）具有护士岗位应有的职业道德，科学工作态度，严谨细致的专业学风；

（2）加强对中国传统文化思想的宣传教育，提高医学生的传统文化素质；

（3）激发学生学习中医学的兴趣，正确理解中医与西医相结合的优势。

3. 学时分配

内容	学时		
	理论	实践	合计
绪论	1	0	1
中药基础知识	1	0	1
常用中药	4	2	6
常用方剂及中成药	4	4	8
合计	10	6	16

4. 课程内容和要求

序号	学习/工作任务	课程内容及教学要求	教学活动设计	课时
1	绪论	1. 中药药学发展简史 2. 中药药学的基本特点	**教学活动　课堂讲解** 通过多媒体等教学手段展示、举例古代名医事迹、分析中医案例，学习中医药学的发展历史和特点	1
2	中药基础知识	1. 中药来源、采收、炮制及中药的性能 2. 中药应用禁忌与中药煎服法	**教学活动　案例讨论** 通过案例分析，学习中药的基本知识，充分运用启发式和讨论式教学	1
3	常用中药	1. 解表药 2. 泻药药 3. 清热药 4. 祛风湿药 5. 利水渗湿药 6. 芳香化湿药 7. 里气药 8. 理气药 9. 化痰止咳平喘药 10. 安神药、消食药、开窍药	**教学活动一　课堂讲授** 通过多媒体等教学手段熟悉常用中药及其功效 **教学活动二　案例讨论** 通过案例分析，充分运用启发式和讨论式教学，激发学生的学习兴趣 **教学活动三　病例分析** 通过临床常见病的病例，让学生进行讨论分析，选择合适的中药 **教学活动四　参观实践**	6

续表

序号	学习/工作任务	课程内容及教学要求	教学活动设计	课时
3	常用中药	11. 平肝息风药 12. 补益药 13. 收涩药 14. 驱虫药及其他	通过参观中药标本和药用植物园，学习常用中药的功效	6
4	常用方剂及中成药	1. 方剂组方特点 2. 方剂的分类与剂型 3. 方剂的应用 4. 中成药稳定性 5. 解表中成药 6. 清热中成药 7. 温里中成药 8. 理气中成药 9. 理血中成药 10. 补益中成药 11. 安神中成药 12. 祛痰止咳平喘中成药 13. 祛湿中成药 14. 祛风止痉中成药 15. 开窍中成药 16. 收涩中成药 17. 消导中成药 18. 泻下中成药 19. 外用中成药	**教学活动一　课堂讲授** 通过多媒体等教学手段熟悉常用方剂、剂型、应用和常用中成药及其功效 **教学活动二　案例讨论** 通过案例分析，充分运用启发式和讨论式教学，激发学生的学习兴趣 **教学活动三　病例分析** 通过临床常见病的病例，让学生进行讨论分析，选择合适的方剂和中成药	8

5. 教学实施

5.1 教材选用

本课程采用的教材为人民卫生出版社的卫生部"十二五"规划教材，实践部分建议根据实际需求及校内实验实训设施条件编制校本教材，以适应学生就业岗位的实际需求。

参考教材：

·封银曼，马秋平. 中医护理. 北京：人民卫生出版社，2015.
·温茂兴. 中医护理. 北京：人民卫生出版社，2015.
·谭红，李培富. 中医药基础. 北京：人民卫生出版社，2015.

5.2 教学方法与手段

在教学中，力求体现"以就业为导向、以能力为本位、以发展技能为核心"的职业教育理念，理论知识以"必需、够用"为原则，实践训练着重培养学生实际动手能力。理论课教学中应采用多种教学手段与方法，突出知识特点，减少知识的抽象性、多采用实物、多媒体等直观教学的形式，增加学生的感性认知，提高课堂教学效果，从而激发学生学习的自觉性和主动性，通过一定量的作业、习题、阶段测验、等辅助手段，帮助学生巩固所学知识，注意培养良好的学习方法，提高自学能力。实践教学应注重培养学生实际的基本操作技能，实践训练时多给学生动手的机会，提高学生实际动手的能力和分析问题、解决问题及独立工作的能力，强调理论与实际的有机结合。

5.3　教学评价

本课程采用过程性评价和总结性评价相结合，师生共同参与的多元化课程评价模式。过程性评价占总评成绩的 20%，其评价内容主要包括学习态度、实验过程及完成报告情况和参与教学活动、团队合作等；总结性评价占总评成绩的 80%，其评价内容主要包括实验考核、平时测验和理论考试等。具体安排详见下表。

评价方式	评价内容	比例	评价主体
过程性评价	学习态度	5%	教师评价 学生自评 学生互评
	实验过程及完成报告情况	10%	
	参与教学活动、团队合作	5%	
总结性评价	实验考核	10%	教师评价
	平时测验	20%	
	理论考试	50%	

5.4　课程资源的开发和应用

（1）充分利用学校资源库平台的教学资源，包括课程标准、授课计划、教学进度、教案、多媒体资料、试题库、教学视频等，让学生在课余时间能够上网自学、预习和复习。

（2）充分利用教学医院的实习基地，开设课间见、实习，满足学生综合职业能力培养的要求。

5.5　其他说明

本课程标准适用于护理（中本贯通）专业中职阶段。

《活动与康复》课程标准

课程名称：活动与康复
学分/学时：1学分/16学时
适用专业：中本贯通护理专业
开课单位：护理学院/老年社区教研部

1. 前言

1.1 课程简介

本课程是中职护理专业的一门限定选修课。其任务是让学生掌握活动与康复的基础知识和理论，熟悉老年人的日常生活能力的评估及训练，熟悉老年常见疾病的康复护理内容，掌握常见的老年及康复护理技术。主要内容包括：老年日常生活能力的概念、老年日常生活能力的评估、老年日常生活能力的训练及指导、老年常见疾病的康复护理。

1.2 设计思路

本课程以学生学习为中心，以职业岗位需求为导向，以能力培养为目标。根据护理岗位涵盖的基本工作任务需要设置。本课程以实际学习任务和工作任务为引领，以康复护理相关内容和康复技术为主线，以护士应具备的职业能力和执业资格考试考纲为依据，按学生职业岗位特点采用递进、并列和流程相结合的结构组合教学内容，通过课堂讲授、多媒体课件、角色扮演、个案分析和考核等教学活动组织教学。本课程课时数为16学时，在第六学期开设。

2. 课程目标

通过护理专业工作岗位的任务引领必需的知识点和实际操作技能，在教学活动中建立起工作任务与知识技能的联系，能把康复学知识运用到护理工作中，使学生能够达到以下要求。

2.1 知识教学目标

（1）熟悉老年人的日常生活能力的特点及评估；
（2）熟悉老年人的日常生活能力的训练及指导；
（3）初步掌握常见疾病的康复护理理论知识，建立以护理对象为中心的整体护理观念；
（4）掌握老年人常见疾病的康复护理技术。

2.2 能力培养目标

（1）具有对老年患者提供护理评估和开展康复护理的能力；

（2）具有对老年常见病病人的病情变化和康复护理反应进行观察和快速反应的能力；

（3）能够应用沟通技巧，与患者建立良好的护患关系；

（4）能掌握常见的康复护理操作技能，合理应用并正确执行。

2.3 职业素养教育目标

（1）具有高尚、灵活、开放的人文精神。表现出关心、爱护、尊重药学服务对象和认真、严谨、热情、勤快的工作作风；

（2）具有良好的学习态度，刻苦、勤奋学习专业知识，为从事临床老年护理工作打下必备的基础；

（3）具有团队合作精神，具有吃苦耐劳、勤勉踏实的品质。

3. 学时分配

内容	学时		
	理论	实践	合计
绪论	2		2
老年日常生活能力的评估	2	2	4
老年人的日常生活能力的训练	2	2	4
康复护理基本技术	2	2	4
老年常见疾病病人的康复护理	2		2
合计	10	6	16

4. 课程内容和要求

序号	学习/工作任务	课程内容及教学要求	教学活动设计	课时
1	绪论	1. 能掌握活动与康复的基本概念 2. 能理解人口老化带来的康复护理需求	**教学活动　课堂讲解** 通过多媒体课件，介绍康复护理的概念、人口老龄化的定义、世界人口及我国人口老化的特点、人口老龄化带来的康复护理需求	2
2	老年日常生活能力的评估	1. 能简述老年日常生活能力的概念 2. 能理解老年日常生活能力的评估工具及评估注意事项 3. 能熟练运用工具对老年日常生活能力进行评估	**教学活动一　课堂讲解** 通过多媒体课件，使学生熟悉老年日常生活能力评估量表 **教学活动二　角色扮演** 通过角色扮演，使学生学会选择合适的工具对老年人日常生活能力进行准确的评估	4
3	老年人的日常生活能力训练	1. 能够协助或指导老年人自己进餐 2. 能够协助或指导老年人自己穿脱衣 3. 能够协助或指导老年人安全移动 4. 能够协助或指导老年人排泄	**教学活动一　课堂讲解** 通过多媒体课件，使学生熟悉老年人日常生活的训练内容与要点 **教学活动二　分组讨论**	4

续表

序号	学习/工作任务	课程内容及教学要求	教学活动设计	课时
3	老年人的日常生活能力训练	5. 能够协助或指导老年人清洁 6. 能说出老年人运动的原则 7. 能为老年人进行运动指导	通过小组讨论，使学生进一步掌握对老年人进行日常生活活动康复指导的能力 **教学活动三　操作练习** 通过操作练习学会为日常生活能力下降的老人进行活动锻炼及指导	4
4	康复护理基本技术	1. 能简述康复护理学的发展 2. 能简述康复护理学的工作范畴 3. 能解释康复护理的基本技术 4. 能复述关节挛缩的康复护理 5. 能完成压疮患者的康复护理 6. 能理解物理疗法和作业疗法的康复护理	**教学活动一　课堂讲解** 通过多媒体课件，讲解康复护理学的发展过程、康复护理学的主要工作范畴和康复护理学的主要任务及常见的康复护理基本技术 **教学活动二　观看录像** 观看影视资料，具体地了解常见的康复护理技术的操作 **教学活动三　课堂讨论** 通过病例讨论归纳常见康复护理技术的临床应用	4
5	老年常见疾病病人的康复护理	1. 掌握对中风后患者的康复护理 2. 能简述骨关节疾病患者的康复护理 3. 能完成对阻塞性肺部疾病患者的康复护理	**教学活动一　课堂讲解** 通过多媒体课件介绍言语障碍、吞咽困难等中风后遗症的康复护理内容 **教学活动二　课堂讨论** 通过病例的讨论与分析，加深同学们对于骨关节疾病患者进行康复护理的理解 **教学活动三　观看动画** 通过观看动画，使学生更形象化的掌握如何对阻塞性肺部疾病患者进行呼吸功能锻炼的康复护理指导	2

5. 教学实施

5.1　教材选用

本课程需依据本课程标准编写校本教材。编写的教材充分体现任务引领、职业能力导向的课程设计思想。每章的内容以案例情景进行导入，并提出学生需要思考和解决的问题，再进行理论解析。使学生在教学活动中领会护理的理念，具备相应职业能力。教材还突出实用性、前瞻性，将本专业的发展趋势及新知识、新方法及时体现在教材内容中。教材应以学生为本，文字、内容突出重点且表述清晰。

本课程参考教材：

· 张小燕. 老年护理. 北京：人民卫生出版社，2011.

· 张玲芝. 康复护理基础. 北京：人民卫生出版社，2014.

5.2　教学方法与手段

教学活动设计具有可操作性，重在提高学生的学习主动性和积极性。

（1）**任务驱动** 将临床具体的护理任务呈现给学生，由教师引导学生循序渐进完成既定任务。让学生在解决具体问题的过程中进行相关内容的学习和训练。提高学生学习的兴趣，促使学生对工作过程的了解，同时锻炼学生评判性思维能力。

（2）**工学结合，理实一体** 学校教育与临床实践紧密合作，根据不同教学内容，选择不同的教学场所。分别在校内多媒体教室、校内实训室、校外实训基地完成教学。引导学生走出课堂、贴近岗位。将理论和实践有机结合在一起，注重培养学生的实践操作能力。

（3）**理论讲授法** 使用以多媒体课件为主的课堂讲授，将重要的理论知识系统地呈现给学生。每学年再依据学生情况、课程标准变化不断调整和更新。

（4）**讨论法** 分小组讨论临床案例等内容，并对讨论结果以小组为单位进行汇报。锻炼学生综合运用知识能力和语言表达能力，并增强学生的团队协作能力。

（5）**情境教学、角色扮演** 通过模拟各工作岗位的工作内容根据岗位需要，为加深学生对知识的理解和记忆，增强课堂参与意识，激发学生学习兴趣，活跃课堂气氛，提高听课效果。我们采用角色扮演的教学手段，同学分别扮演老人和护士，模拟护理工作中对老年人进行护理评估和康复护理指导，激发同学们学习激情的同时，体验老年人功能缺失的生理及心理需求，增进学生对今后护理工作的职业认同感和使命感。

5.3 教学评价

本课程采用过程性评价和总结性评价相结合，师生共同参与的多元化课程评价模式。过程性评价占总评成绩的 30%，其评价内容主要包括学习态度、小组讨论发言及汇报情况、参与教学活动、团队合作、操作训练等；总结性评价占总评成绩的 70%，其评价内容主要包括平时作业、操作考试、理论考试等。具体安排详见下表。

评价方式	评价内容	比例	评价主体
过程性评价	学习态度	10%	教师评价 学生自评 学生互评
	小讨论发言及汇报情况	10%	
	参与教学活动、团队合作	10%	
总结性评价	平时测验	20%	教师评价
	操作考试	20%	
	理论考试	30%	

5.4 课程资源的开发和应用

（1）**利用校内资源，提升学生综合素质** 利用实训室内的全功能老年护理人、老化体验设备、卫生间扶手及防滑地面、各种康复器械等教学资源，以真实的场景让学生更直观地接受知识，并拓展操作能力。

（2）**有效利用信息化教育资源，提高教学质量**　通过多媒体课件、院校资源库素材等教学资源，搭建多维、动态、模拟场景的课程训练平台，充分调动学生的学习主动性和积极性。

（3）**充分利用临床教学基地，充实学生能力**　利用在医院见习和实习的机会，增强学生对老年患者的护理和康复内容进一步了解，满足学生综合职业能力培养的要求。

5.5　其他说明

本课程标准适用于护理（中本贯通）专业中职阶段。

《健康照护体系与管理》课程标准

课程名称：健康照护体系与管理
学分/学时：1 学分/16 学时
适用专业：中本贯通护理专业
开课单位：健康信息技术与管理学院/预防教研室

1. 前言

1.1 课程简介

本课程是中职护理专业的一门专业必修课。其任务是让学生能够掌握健康照护体系与管理的基础知识和基本理论，能够理解相关卫生政策和卫生组织的框架，了解卫生服务和医疗服务管理的特点。培养学生系统的思维方法，使学生具有分析问题和解决问题的能力，具有护理岗位应有的职业道德，为以后从事临床护理、社区护理等岗位的工作打下扎实的基础。本课程主要内容包括：卫生政策与卫生组织；卫生服务与医疗服务管理等。

1.2 设计思路

本课程以学生学习为中心，以岗位需求为核心，以能力培养为目标。根据职业岗位工作所需的知识能力要求设置教学内容。以提高观察能力、思考能力、判断能力为主线，通过多媒体课件、案例分析、医疗机构见习等教学活动组织教学，使学生初步养成自觉按照管理原理、方法处理事务的习惯，熟悉我国卫生事业的环境和卫生系统的构架，能分析和解决卫生领域简单的实践问题。本课程课时数为 16 学时，在第五学期开设。

2. 课程目标

本课程注重学生综合能力和素质的提高。在进行卫生事业的环境和构架的理论教学的同时提高其观察能力、思考能力、判断能力和组织管理能力。使学生能够达到以下要求。

2.1 知识教学目标

（1）掌握健康照护体系与管理的基础知识和基本理论；
（2）了解卫生政策和卫生组织管理的变迁；
（3）熟悉医疗服务管理和卫生服务管理的特征、功能、任务和意义。

2.2　能力培养目标

（1）会运用卫生组织和卫生政策的相关知识，分析和解决实际问题；

（2）会运用医疗服务管理知识，分析和解决实际医院管理问题；

（3）会运用卫生服务知识，树立预防保健的观念。

2.3　职业素养教育目标

（1）具有护理岗位应有的职业道德，具有为人民健康服务的事业心和责任感；

（2）具有科学的思维方法和实事求是的作风；

（3）具有良好的职业素质和行为习惯，表现出关心、爱护、尊重患者和认真、严谨、热情、勤快的工作作风；

（4）具有团队合作精神，具有吃苦耐劳、勤勉踏实的品质。

3. 学时分配

内容	学时		
	理论	实践	合计
绪论	2		2
卫生政策与卫生组织	4		4
卫生服务与医疗服务管理	6	4	10
合计	12	4	16

4. 课程内容和要求

序号	学习/工作任务	课程内容及教学要求	教学活动设计	课时
1	绪论	1. 能描述健康照护体系与管理的含义和特性 2. 能解释卫生事业管理的意义和作用 3. 能叙述我国的卫生事业发展	**教学活动一　课堂讲解** 通过多媒体、演示等教学手段进行课堂讲解 **教学活动二　课堂讨论** 通过解读我国的医改政策和案例讨论分析，加深对卫生事业管理的理解 **教学活动三　巩固性练习** 通过选择题、是非题和简答题等巩固本章节主要内容，能独立完成案例分析报告	2
2	卫生政策与卫生组织	1. 能理解卫生工作方针和基本政策 2. 能陈述中国医疗保障制度的基本概念，了解各种医保制度 3. 能描述卫生组织的概念和构成 4. 能理解卫生行政组织的概念和设置 5. 能阐述卫生服务组织的概念和特征 6. 能列举国内外的主要卫生组织	**教学活动一　课堂讲解** 通过多媒体、演示等教学手段进行课堂讲解 **教学活动二　课堂讨论** 通过给出具体实例或案例进行课堂讨论，加深理解 **教学活动三　自学探究** 通过布置作业组织学生课下进行资料收集和整理加工，并在课堂上以多媒体形式将自学成果进行分组汇报 **教学活动四　巩固性练习** 通过选择题、是非题和简答题等，巩固本章节主要内容	4

续表

序号	学习/工作任务	课程内容及教学要求	教学活动设计	课时
3	卫生服务和医疗服务管理	1. 能描述社区卫生服务的功能和内容 2. 能描述公共卫生组织体系和服务内容 3. 能描述医院的概念、职能、功能及分类 4. 能理解门急诊管理的特点及其功能 5. 能理解住院管理的特点及其功能	**教学活动一　课堂讲解** 通过多媒体、演示等教学手段进行课堂讲解 **教学活动二　课堂讨论** 通过案例讨论分析，加深对卫生服务和医疗服务管理的理解 **教学活动三　医院参观** 通过参观教学医院的医院各个环节的运转过程，实地就具体问题讲解和讨论，加深学生对医院整个管理的理解 **教学活动四　巩固性练习** 通过选择题、简答题、分析题等，巩固本章节主要内容，能独立完成案例分析报告	10

5. 教学实施

5.1　教材选用

本课程建议采用郭岩主编的北京大学医学出版社的《卫生事业管理》，本教材较详细介绍了我国卫生事业管理的基本理论、基本方法和基本技能，具有较强的科学性、先进性、实用性和可读性。

5.2　教学方法与手段

（1）**自学指导教学法**　通过课前自学、课堂老师讲解、小组讨论及实地见习，从而一改传统的"填鸭式"教学模型，让学生充分参与到教学活动，调动学生学习的积极性，以强化学生的自学能力、分析问题、解决问题的能力。

（2）**案例教学**　在教学过程中，引入了多个案例，要求学生能够运用所学的知识，对案例进行分析。既培养学生独立思考和解决问题的能力，也巩固所学的知识。

（3）**小组讨论教学法**　在教学过程中，学生通过讨论，进行合作学习，让学生在小组中展开学习，合作学习的关键在于小组成员之间相互依赖、相互沟通、相互合作，共同负责，从而达到共同的目标。通过开展课堂讨论，培养思维表达能力，让学生多多参与，激发学习兴趣、促进学生主动学习。培养学生的集体荣誉感以及团队协作能力。

（4）**实地见习**　在教学过程中，带学生走出校门，走向社会，去医院或社区卫生服务中心，通过实地参观见习，更有感性认识，从而使学生以后能够更好的适应岗位需求。

5.3　教学评价

本课程采用过程性评价和总结性评价相结合，师生共同参与的多元化课程评价模式。过程性评价占总评成绩的 50%，其评价内容主要包括学习态度和参与教学活动、团队合作等；总结性评价占总评成绩的 50%，其评价内容主要包括平时测验和理论考试等。

具体安排详见下表。

评价方式	评价内容	比例	评价主体
过程性评价	学习态度	30%	教师评价 学生自评 学生互评
	参与教学活动、团队合作	20%	
总结性评价	平时测验	20%	教师评价
	理论考试	30%	

5.4 课程资源的开发和应用

（1）充分利用学校资源库平台的教学资源，包括课程标准、授课计划、教学进度、教案、多媒体资料、试题库、教学视频等，让学生在课余时间能够上网自学、预习和复习。

（2）充分利用学校智慧教室的功能，让学生利用业余时间能够在智慧教室，进行模拟考试，使教学内容从单一化向多元化转化，拓展学生专业知识和职业能力。

（3）充分利用教学医院的实习基地，开设课间见、实习，满足学生综合职业能力培养的要求。

5.5 其他说明

本课程标准适用于护理（中本贯通）专业中职阶段。